U0254452

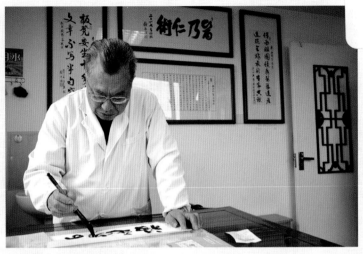

徐承祖
徐承祖全国基层名老中医传承工作室指导老师

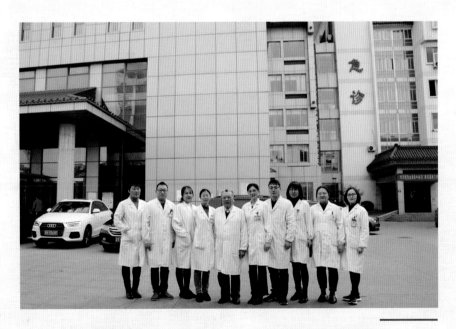

徐承祖全国基层名老中医传承工作室全体人员　左起：
高桂香、徐少军、张培培、吕承菲、徐承祖、张小芹、樊宗杨、嵇达华、陈玉婷、张菲菲

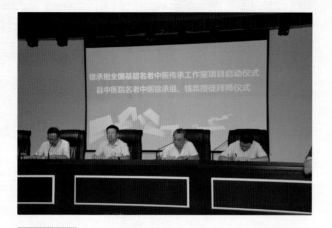

2017年9月12日，传承工作室项目启动仪式
（左起：闵克华、陈化、徐承祖、张平）

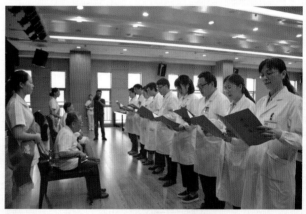

工作室负责人张小芹（右一）
带领全体成员宣读拜师帖，行拜师礼

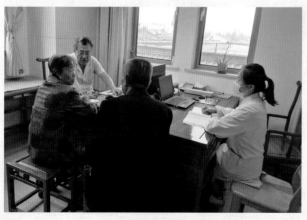

徐承祖门诊

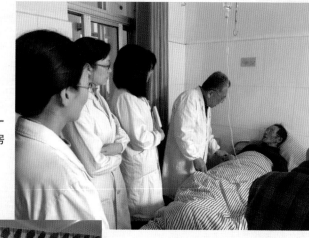

徐承祖带教查房

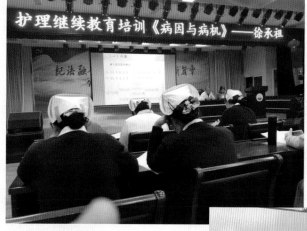

徐承祖对护理人员进行
中医知识培训

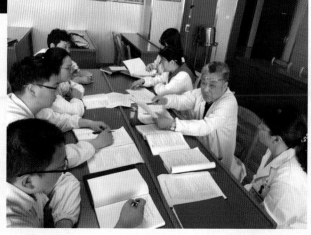

传承工作室例会

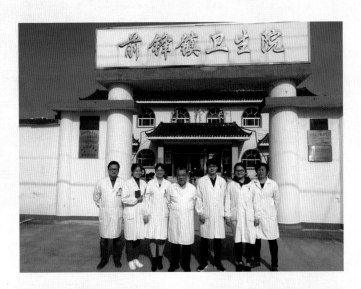

传承工作室在前锋镇
卫生院义诊合影

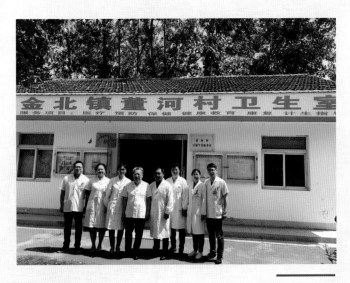

传承工作室在董河村
卫生室义诊合影

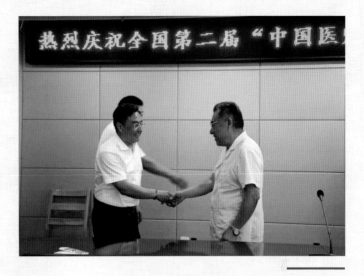

县长徐亚平（左一）在第二届
医师节看望徐承祖（右一）

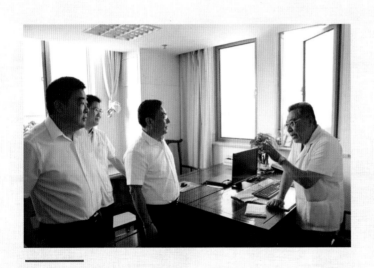

院长陈松清（左二）陪同县长
徐亚平（右二）、县政协党组
副书记李文银（左一）视察徐
承祖（右一）全国基层名老中
医传承工作室

徐承祖脑病证治医话选

七八叟徐承祖自题

徐承祖／主编

张小芹／副主编

东南大学出版社

SOUTHEAST UNIVERSITY PRESS

图书在版编目(CIP)数据

徐承祖医论医案医话选 / 徐承祖主编. — 南京 ：
东南大学出版社，2020.12
ISBN 978 - 7 - 5641 - 9300 - 3

Ⅰ. ①徐… Ⅱ. ①徐… Ⅲ. ①医论-汇编-中国-现
代 ②医案-汇编-中国-现代 ③医话-汇编-中国-现代
Ⅳ. ①R249.7

中国版本图书馆 CIP 数据核字(2020)第 261134 号

徐承祖医论医案医话选
(Xu Chengzu Yilun Yi'an Yihua Xuan)

主　　编　徐承祖
副 主 编　张小芹
出版发行　东南大学出版社
出 版 人　江建中
社　　址　南京市四牌楼 2 号
邮　　编　210096
责任编辑　陈潇潇
责编邮箱　cxx@seupress.com

经　　销　新华书店
印　　刷　南京京新印刷有限公司
开　　本　700 mm×1000 mm　1/16
印　　张　9　彩插 6 页
字　　数　180 千字
版　　次　2020 年 12 月第 1 版
印　　次　2020 年 12 月第 1 次印刷
书　　号　ISBN 978 - 7 - 5641 - 9300 - 3
定　　价　36.00 元

《徐承祖医论医案医话选》
编 委 会

主　　编　徐承祖

副 主 编　张小芹

编　　委　陈松清　王开荣　沈　平　叶如梅　徐承祖

　　　　　丁顺国　陈桂东　张菲菲　张小芹

参与编写　吕承菲　陈玉婷　张小芹　张培培　高桂香

　　　　　徐少军　嵇达华　樊宗杨

自序

——回首中医临床生涯五十五载

本人出身中医世家，自幼耳濡目染，早期接触临床，得益于家学渊源。同时通读了中医学院一版、二版各科教材和中医经典原著，掌握了中医基本理论。在医疗实践中，又学习了现代医学知识。因而具备了能够胜任在基层医院处理内、妇、儿科常见病和多发病的基本功。

20世纪60年代中期至70年代中期，在乡卫生院工作，面对大量生物因素致病的患者，本人以中医为主，同时注意优选中、西两法诊治疾病，积累了较丰富的临床经验。有些经验比如诊治脑膜炎、麻疹、白喉、百日咳、乙脑等病的感性认识，是当前年轻医生们所难以获得的。这一段经历，为本人全面认识祖国医药学宝库，奠定了良好的基础。

20世纪70年代中期至80年代中期，在县人民医院中医科工作，临床所接触的疾病谱发生了变化，面对生物因素致病的患者有所减少，而心理、社会因素致病的患者日渐多起来，同时，西医内、外、妇、儿和五官各科的疑难病症要求中医会诊的也逐渐增多。本人能与时俱进，在对中医理论重新温课的基础上，努力挖掘祖国医药学宝库，以运用中医中药解决问题为己任，使病人受益,同时也赢得了西医同行们的赞许。由于本科室中医同行的共同努力,那几年中医科每年门诊量都占县人民医院全院各科门诊总量的三分之一以上。

20世纪80年代中期以来,本人担任县中医院业务副院长连续17年,一边从事中医院业务管理,一边坚持上门诊、查病房,在实现医疗安全和坚持中医特色、加强中医专科建设方面做了大量工作。

主要学术经验、专长及成就简介如下:

一、早年在农村诊治了大量妇科崩漏病,初步摸索出对危重崩漏的诊治规律。所撰《危重崩漏从肾论治初探》一文,1965年9月作为扬州专区的代表,入选江苏省中医学会第二次学术年会交流,之后发表于《江苏中医》1966年第3期。

二、本人在门诊和病房会诊中,对各型肝炎尤其是慢性肝炎的诊治,摸索出除了以清利湿热为主外,还应根据辨证,注重活血化瘀和温阳扶正法则的运用,这对于改善肝功能、促进肝炎向愈是大有裨益的。

三、对诸如慢性胃炎、高血压、冠心病等许多心身疾患,在辨证治疗的同时,能认识到必须辅以心理疏导和临床健康教育,以适应疾病谱和医学模式转变的需要。

四、本人在长期临床实践中体会到:在西医外科和妇产科病房,有不少病种如急腹症、盆腔炎以及术后、产后诸病,是中医药可以大显身手的领域。中医治法中的清热解毒、扶正固本、活血化瘀、通里攻下等法,特别是后两法,是常用的有效治法,运用得当,可以补西医药之不足。

五、在临床实践中,本人能坚持辨证与辨病相结合,既注重发扬中医特色,又充分运用现代医疗设备。在治疗上,坚持能中不西,先中后西,取中西之长,走创新之路。并运用唯物辩证法对中医软科学进行探讨。代表作如《从认识论谈中医分型论治》和《从中西医学的竞争和渗透谈现代中医临床思维的变革》,先后发表于《医学与哲学》1983年第2期和1998年第12期。后一篇论文1999年3月5日被《健康报》转载,2000年4月参加了北京国际传统医药大会交流。

六、2000年8月,本人被评为首届"淮安十大名中医"。

进入 21 世纪以来，中医药发展面临新的机遇和挑战。一方面，一大批年事已高的中医药专家的学术成就和临床经验亟待整理传承；另一方面，广大基层中医药人员的培养方式和成才途径需要探索。党和政府高瞻远瞩、审时度势，2016 年出台发展中医药的"顶层设计"——实施全国基层名老中医药专家传承工作室建设项目。本人有幸入选指导老师。《徐承祖医论医案医话选》的付梓，标志着徐承祖传承工作室上交的一份"成绩单"，没有辜负上级期望和本人初衷。余料此书一出，海内识者必有人教我，至时幸甚矣！

回首中医临床生涯五十五载，我的医学理念：宏观微观，天人合一；临床思维：辨病辨证，审因论治；治学之道：博采众长，择善而从。

值此《徐承祖医论医案医话选》杀青之际，爰将本文弁其首，是为序。

七七叟徐承祖

2019 年 11 月

目录

验案整理

内科

皮肤科

第三部分 医 话

治学感悟

临证心得

后记

第一部分

医 论

从认识论谈中医分型论治

徐承祖

分型论治是近年来中医界和中西医结合界颇为流行的做法。它与传统的中医辨证论治精神是否"相悖"？这在中医界存在着褒贬之争[1,2,3,4,5]。"贬派"认为：分型论治"有它的局限性"[2]，"给人以'对号入座'之感"[1,2,5]，"使辨证论治的路子越走越窄"[1]，"褒派"则认为：分型论治一词虽是近年来才提出的，但其"分别类型，讨论治疗"的基本精神，与辨证论治并无轩轾。至于"机械地生搬硬套"和"拘泥于型"等流弊，不应归咎于分型论治，而应责之于医者[3,4]。

医学是认识疾病，战胜疾病的科学，而科学研究从来就是受认识论支配的。不是受唯物的辩证的认识论支配，就是受唯心的形而上学的认识论支配。不是自觉地就是盲目地受某种认识论支配。因此，我认为，关于分型论治的"褒贬"之争，与其说是一个中医诊断治疗学问题，毋宁说是一个认识论问题。本文拟从认识论角度，谈谈我对分型论治的一些看法。

"贬派"认为："分型论治的局限性"表现在，分型只能"说明疾病过程中某一阶段的共性"，不能反映"疾病过程中的特殊性变化"[2]。这一论断我认为无论从认识论还是从临床实际上都得不到支持。

考"型"字，《辞海》谓："铸器之法也。见《说文》段注：以木为之曰模，以竹曰范，以土曰型，引申之为典型。"可见"型"是指一定事物的具体特点而言的。从认识论的辩证法观点来看，事物的具体特点就是矛盾的特殊性（个性），它决定了事物的千差万别。只有正确地认识了各种矛盾的质的特殊性，才能提出解决矛盾的正确方法。中医根据自己独特的学术理论体系，对于疾病的特殊性，是用能够概括病因、病机、病性、病位的"证候"来表达的。因此，中医分型实质上就是分辨证候类型，从而为正确的论治提供依据。

分型的产生，正像恩格斯说的那样："我们在思想中把个别的东西从个别性提高到特殊性，然后再从特殊性提高到普遍性"[6]。一定的证候类型首先是从个别的病例中作为特殊性被我们所认识，继而在临床实践中逐步认识到，该证型还可以在同一种病的若干病人或其他病种中重复出现，于是这一证型才具有"说明疾病过程中的共性"的意义。共性本来就寓于个性之中，如果没有对个别病例的个性认识，哪里谈得上对疾病的共性的认识呢？由此可见，从认识的正常秩序来说，所谓分型不能反映"疾病过程中的特殊性变化"的论断，是不能成立的。

由于疾病范围的极其广泛和病情发展的无限性，一定的证候类型在这一场合为共性，而在另一场合则为个性。反之亦然。以肾阳虚弱型为例，就泄泻病的若干病人而论，它可以反映该病过程中某一阶段的共性，但相对于泄泻病的其他证型如寒湿、湿热、食滞、肝气乘脾以及脾虚而论，则又可以反映该病过程中某一阶段的特殊性变化（即个性），这是其一；其二，就病种而论，泄泻病的肾阳虚弱型是个性，而痰饮、水肿、虚劳和崩漏等病在一定阶段也可以呈肾阳虚弱证，这又是共性了。很明显，所谓分型，只能"说明疾病过程中某一阶段的共性"，不能反映"疾病过程中的特殊性变化"云云，也是不符合临床实际的。

中医分型就是从个性与共性的辩证关系上认识疾病。这种分型只有通过辨证才能得出，不辨证便无从分型。当然，就某一具体的疾病来说，不同的医生有时可以有不同的分型法，也许都能在临床上取得一定的疗效。但并不是任意一种分型法都能准确地反映疾病个性与共性的辩证关系。这取决于医生分辨证型的水平和客观条件的制约程度。尽管如此，作为一种方法论，分型论治不失为中医和中西医结合临床思维的基本形式。

"贬派"认为：分型"给人以'对号入座'之感"[1,2]，"使辨证论治的路子越走越窄"[1]。其实诊治工作中的"对号入座"，是指医生以已经掌握的对某病分型论治的认识为指导，在临床实践中对具体的病进行辨证，属于哪个证型（"对号"），就用哪个证型的治法（"入座"）。以崩漏为例，"对"血热、血瘀和脾虚等型以及肾阴虚、肾阳虚和肾阴阳俱虚等亚型的"号"，就可分别采用与之相应的清热凉血、化瘀止血和益气固本以及固肾滋阴、温肾止血和阴阳双补等治法。这样"对号入座"的工作,我们每个临床中医不是每天都在做吗?其实,不仅中医如此,西医亦复如此,其他各门应用科学无不如此,只不过"号"和"座"的含义各不相同罢了。

临床实践是检验医学理论的唯一标准。你此时此地总结的分型论治经验,他人彼时彼地用以"对号入座"的疗效越好,说明该分型论治经验的临床价值越大。张仲景的六经分型、叶天士的卫气营血分型以及他们关于杂病的分型论治经验,之所以历千百年而不衰,成为中医临床的证治准绳,就是因为他们的这些经验能够在很大程度上得到重复,"对号入座"的成功率相当高。现代研制的中医电脑,让电子计算机辨证论治,实际上就是分型论治的"对号入座"。

"对号入座"贵在"对号"。而"对号"的过程就是辨证的过程。如果不辨证或辨证不准,必然对错"号",入错"座",这就是误治和失治。例如有人用协定处方治疗肝炎,茵陈、山栀、板蓝根、石见穿等一派清热利湿之品,千篇一律。实践表明,这样的协定处方用于湿热熏蒸型肝炎,尚可取效,而用于寒湿困脾、肝郁脾虚、肝阴亏损、热毒炽盛和气滞血瘀等型以及上述两型或多型相兼者,则鲜效或罔效。诊治工作中这种不讲究"对号"和把"号"对错了的流弊,自然不可与"对号入座"同日而语。

分型论治要讲究"对号入座",这不仅是合理的,也是必要的;但绝不意味着分型论治仅仅就是"对号入座"而已。临床实践中常常有对不上"号"的情况,例如某具体病人的证候,在我们已经认识的该病分型论治的常规中,找不到与之相应的分型,因而就无法"入座"。此时,如果不惜"削足适履",以求强行"入座",其结果,也只会导致误治和失治。

从认识论的辩证法观点来看,具体病人的证候,对不上现成的分型论治的"号",就是新的实践与旧的认识之间的矛盾。正是这种矛盾,才推动了中医辨证论治的发展。证候类型的差别是客观存在,而分型则是我们医生的主观认识。由于受各种主、客观条件的限制,认识不是一次能够完成的,"认识是思维对客体的永远的、没有止境的接近"[7]。因此,古往今来的任何一种分型,即令是建立在严密辨证基础之上的分型,也只能是对客观的证候类型的"接近"。这样,现实的证候与已经掌握的分型对不上"号"的情况,自然就常常发生了。在这种情况下,削足适履,强行"入座"的做法是错误的,因为它不符合不同质的矛盾只有用不同质的方法才能解决这一辩证法原理；而只能另设新的"座号"，即对原有的分型论治常规进行补充，丰富和发展乃至纠正。当某个新的证型由于对不上旧的分型之"号"而被我们作为特殊型所认识，并进而在临床实践中得到重复（即具有普遍性）的时候，辩证论治就向前发展了一步。从这个意义上可以说，分型论治非但没有"使辨证论治的路子越走越窄"，相反却为辨证论治的发展不断地开辟道路。历代有成就的中医对于中医学的贡献，不仅在于他们善于继承前人的分型论治经验，做了大量的"对号入座"工作，而且在于他们在各自的临床实践中，不满足于"对号入座"，针对对不上"号"的证候类型，创造性地补充、丰富和发展乃至纠正了前人的分型论治经验。他们的伟大，也正是在后一点。

综上所述，分型论治与辨证论治，只是提法上的不同，其基本精神都是辨证分型论治。既然如此，近年来的分型论治的提法岂非多此一举？须知这一提法是在吸取了现代医学临床研究方法的长处之后才确立的。它强调了证候类型的规范化，以便揭示"证"的实质，因而更有利中医辨证论治水平的提高。这在中医学发展史上应当说是种进步。

当然，同其他自然科学的研究方法一样，中医分型论治也必须以辩证唯物论的认识论为指导。这就是结论。

参考文献

[1] 张奇文. 对"分型施治"的商榷[J]. 山东医药,1980(6):50.

[2] 岳美中. 试谈分型论治的局限性[J]. 上海中医药杂志,1981(1):6.

[3] 肖骏. 我们对分型论治的看法[J]. 上海中医药杂志,1981(12):2.

[4] 高迪旭. 分型论治褒贬我见[J]. 上海中医药杂志,1981(12):4.

[5] 王志斌. 也谈分型论治与辨证论治[J]. 上海中医药杂志,1981(12):7.

[6] 恩格斯. 自然辩证法//马克思恩格斯选集(第3卷)[M]. 北京:人民出版社,1972.

[7] 列宁. 黑格尔"逻辑学"一书摘要//哲学笔记[M]. 3版. 北京:人民出版社,1974.

收录于《医学与哲学》杂志1983年第4卷第2期

从中西医学的竞争和渗透谈现代中医临床思维的变革

徐承祖

现代中医的临床思维正在发生着变革,一个以辨(西医之)病为纲、辨(中医之)证为目,辨病论治为经、辨证论治为纬的临床思维新模式,已经呼之欲出。这正是 21 世纪中医学发展的必由之路,学术界必须从唯物辩证法的角度来审视这场变革,并因其势而利导之。

关键词:中西医学　临床思维　辨病论治　辨证论治

一、竞争与挑战

一个多世纪以来,中、西医学之间的竞争,导致了中医临床阵地的日趋窄化。

19 世纪中叶以前,华夏这块辽阔领域曾经是中医学独霸的一统天下的局面,传统的辨病、辨证论治的临床思维,涵盖整个疾病谱[1,2,3]。西学东渐之后,特别是 20 世纪中叶以来,西医学在诊断、急诊和外科手术等方面的突飞猛进和一些高效特效的化学药品相继问世,加速了西医对中医临床阵地的"蚕食鲸吞"。以热性病而言,历史上许多著名中医都是以治疗热性病而起家的。作为中医学特色之一的辨证论治,可以说也是以治疗热性病为基础的伟大创造。然而历史发展到今天,情况就不一样了。由于现代预防医学的发展,热性病中属于传染病的那一部分正在减少以至被消灭,其余的热性病包括相当多的急性感染性疾病,被西医诊治着。我们的临床实践还表明:由于抗生素和大型输液的广泛应用,许多热性病在病程中被"截断",经典的疾病传变模式不复存在。伤寒"少阴病"和"厥阴病"以及温病"热入营血"证,不但在西医病房里难以见到,即使在中医病房里也很少发生。因而,带教中医实习生不得不"纸上谈兵"。临床实践,只有临床实践,才是造就名医的摇篮。人们难免嗟叹新一代名中医缘何"难产"。热性病的中医临床阵地的丢失,不能不说是一个重要原因。

我们的服务对象是今人而不是古人。处于现代高科技大环境中的今人,就诊时要求确诊的是充分运用现代科技的现代医学的病名。例如以咯血为主症的疾病,在现代医学就区别为支气管扩张、肺结核、肺炎、肺癌、风湿性心脏病等疾病,其病因、病性、病位都具有较大的确定性;而中医的诊断大多以症状、中医病因或病位等命名,如咳嗽、饮证、胁痛等,因其局限性和模糊性,远远不能满足现代社会的需求。

出于竞争的需要,中医医疗机构也竞相引进一批现代医疗设备,如 X 光机、B 超机、心电图机乃至 CT 机等。这对于提高中医的医疗质量,满足社会需求,无疑是大有裨益的。但这些现代医疗设备的利用率远较西医院为低。从卫生经济学观点来看,这里存在着卫生资源的浪费;面对西医学在诊断上的竞争,现代中医临床思维遇到了知识结构的挑战。中医诊断实际上的从属地位,使得在中医病房里工作的中医人员,即便是被灌输过不少现代医药知识的中医院校毕业生,也深感现代医药的"书到用时方恨少"!

近 20 年来,各级中医医疗机构纷纷建立,政府用行政手段从机构建设上保证了中医临床阵地的巩固和扩大。但是,我们不无忧患地注意到,中医医疗机构的建立,并不意味着中医临床阵地的窄化问题已经解决。据北京曾经调查过的 6 所国家级和市级中医院,其病房的中医治疗率也只有 60%,其他一些基层中医院可能还要低一点。病房收治病种数的增加与中医治疗率的"滑坡"这对矛盾,始终困扰着中医院。可见,就是在中医医疗机构如雨后春笋的今天,仍然存在着中医临床阵地的"救亡"问题。这不是危言耸听,而是客观事实。

二、渗透与机遇

西医药在我国的普及,对中华民族的健康和繁衍昌盛作出了很大贡献。由于中、西两种医学的长期并存,两者之间不但存在着竞争,同时也不可避免地发生着渗透。

　　由于现代医疗设备的引进,把中医对疾病的认识,从宏观导入微观层次,从而大大提高了观察的深度、广度和精度。

　　现代医学在治疗上对中医学的渗透,不仅表现在现代中医也掌握了使用输液、某些抗生素以及一些手术疗法和急救技术,而且还表现在现代中医在辨证论治的同时,借鉴现代医学理论,指导应用中药,即所谓"辨病用药"和"中药西用"。

　　20世纪50年代后期西医学习中医高潮中产生的"协定处方",应当说是对病、证联系的最早期的探索,它实际上是现代条件下辨(西医之)病运用中药复方的雏形;60年代以后,学术界很快意识到,这种"协定处方"式的辨病论治有可能丢掉中医辨证论治的精髓,继而又产生了在辨西医之病前提下的辨证分型论治的临床思维新模式,并逐步为广大中医人员所认同。这种模式既充分运用现代诊断技术,又充分体现中医辨证论治特色。但仍有人指责它有"对号入座"之嫌,被视为辨证论治的异端;殊不知,分型论治并非自今日始,张仲景的六经辨证,下分若干证型,就是典型的分型论治。[4]因此,尽管分型论治的模式屡遭非难,30多年来,中医临床却一直广为沿用,至今方兴未艾。并且对一些常见病,已经积累了相当数量明确西医诊断的疾病的宏观分型辨证资料,有的还充实了微观辨证的内容。在此基础上,全国性的中医和中西医结合学术组织制订了若干明确西医诊断的疾病的辨证分型标准,作为中医医政管理部门评价中医医疗质量和科研、药政部门评定中医药临床疗效的规范,通过大样本的临床资料的积累,对一些常见病的病因病机取得了规律性的认识,如对2型糖尿病的大量病例的临床分型辨证证实:气阴两虚型所占比例高于阴虚热盛型和阴阳两虚型,为糖尿病的基本证型,血瘀为主要兼证;又如心绞痛型冠心病的基本证型是心血瘀阻,兼证是气虚、寒凝、痰阻。辨证分型向基本证型的认定"聚焦",使专病专方的产生成为可能。这种专病专方与原始的"对症治疗"和我国20世纪50年代后期兴起的"协定处方"以及日本70年代盛行的所谓"方证相对论""方病相对论",是有本质区别的,因为它是辨病与辨证密切结合的产物。现代中医临床思维的趋向越来越清晰:一个以辨(西医之)病为纲、辨(中医之)证为目,辨病论治为经、辨证论治为纬的临床思维新模式,已经呼之欲出。而这种辨病、辨证论治新模式,又将为各种疾病微观辨证资料的不断充实和特异性较强的专病专方的筛选,开辟广阔的道路。

现代社会快节奏的生活,呼唤着高效、特效、安全、可靠、多途径给药和便携的中成药问世,中药剂型的改革迫在眉睫。由国家中医药管理局主持开发的三批急诊必备中成药相继推向临床,在一定程度上满足了这方面的社会需求。而这些急诊必备中成药的研制,从科研设计到临床观察、疗效评定,乃至实验研究,无不体现着辨西医之病和辨中医之证相结合的临床思维。可以说,没有辨病与辨证相结合的临床思维新模式,便不可能产生这些急诊中成药。耐人寻味的是:"许多衍生于辨证论治、有着较完整的临床药理评定的中成药在临床应用时,并不按照严格的辨证进行施治,而实际上是按西医的辨'病'给药"[5]。这种现象提示我们:西医之病与中医之证确实存在一定的相同规律和本质联系。

中医也对西医学发生着渗透。世界性的难治疾病和药源性疾病的增多以及"回归大自然"的潮流,促使人们从中医中药方面找出路。在我国,综合性医院都设有中医科,有的还开设了中医病房。西医的各临床学科都不同程度吸取了中医疗法之长,以补西医之短。生物医学模式向生物—心理—社会医学模式的转变,使现代医学转而将目光投向中医学的天人相应、形神合一的整体观。作为中、西医学相互渗透的产物,中西医结合近40年来,在临床疗效的提高和科研成果的产生方面,以无可辩驳的事实,证明了它旺盛的生命力。

三、补课与复归

中、西医学之间竞争和渗透的现实表明:处于世纪之交的中医学,面临着严峻的挑战和难得的机遇。敢问21世纪中医学的发展路在何方? 路就在于变革中医临床思维模式。

自然科学史告诉我们:人们对自然界的认识经历了一个辩证发展的过程。早期,必然要经过朴素自然观这一阶段;自然科学发展到一定程度,朴素自然观必然被形而上学自然观所代替。这个阶段的自然科学是对自然现象作分门别类的研究,以弄清楚自然界总画面的各个细节。这在当时是认识史上的一个进步;但是,形而上学思维方式所固有的孤立、静止、片面的局限性,又决定了它必然被尔后的辩证唯物主义自然观所代替,也就是建立在严格的科学事实的基础上,自然科学"从形而上学的思维复归到辩证的思维"[6]。这是自然科学发展的普遍规律。中医学当然也不例外，滞留于朴素自然观这一阶段的中医学，也必须"补"上形而上学自然观这一课，方能进而实现在更高的基础上对辩证思维的复归。诚然，我们不应超越历史条件而苛求于古人，但是，在现代科技高度分化，又高度综合的今天，如果还将中医学的哲学指导思想人为地"拔高"，认为中医学无须经过形而上学自然观这一阶段，就可以径直纳入当代辩证唯物主义轨道，那只能是天方夜谭。

显然，现代中医不可能，也完全没有必要再回到18世纪之前形而上学自然观鼎盛的那个时代，去进行分门别类的探索。日新月异的现代高新科学技术，为中医学的"补课"和"复归"提供了极佳的机遇和捷径。西医发展成为现代医学，正是得力于迅速地、广泛地应用当代科学技术的最新成果于基础医学与临床医学。它虽然还没有穷尽人体生命科学的全部，它的理论也还有不少有待验证和更新；但它在应用现代科技方面毕竟比中医学先行了一步乃至几步，特别是它建立在现代解剖学、生理学、生物化学、细胞学、微生物学、病理学等现代科技基础上的关于疾病诊断的认识，我们中医尽可以实行"拿来主义"，为我所用。盖中医学与西医学研究的客观对象是同一的，都是人体的健康与疾病。医学上对一种疾病，可以有多种治疗方法，但诊断标准却只能有一个。毫无疑问，对中医基本理论中那些涉及数理化、天地生和文史哲等方面的内容，应当引进多学科加以研究；但是就临床医学而言，首先和主要的还是要充分利用和借鉴现代医学的诊断。在这一点上，我们没有理由囿于门户之见，舍现代医学之近而求多学科之远。

唯物辩证法认为，任何发展都是辩证的否定，即否定之否定。所谓辩证的否定就是"扬弃"，即新旧事物之间既克服又保留，既变革又继承。纵观中国医学史，在中医学的早期，辨病、辨证论治的雏形滥觞于《内经》，但由于它仅有一些证候名称，散见于各篇大论，尚缺乏系统的治法方药的论述，应当说，《内经》的临床思维是以辨病论治为主的；从汉代张仲景的《伤寒杂病论》到清代温病学说的昌盛这一段漫长的历史时期，传统辨病论治和辨证论治虽然均有了长足的发展，但由于"证"的概念相对于"病"来说，更能强化中医理论中整体观念、动态变化、因人因时因地制宜的理性优势；更有利于"治病求本"，因而，在临床实践中，辨病对于论治反倒显得次要。而辨证对于论治却占有主导位置，并形成了中医学的一大特色。这是对《内经》的临床思维的

"既克服又保留";辨证论治并非完美无缺,它的"灵活无边"以致难以重复和难以评定疗效的弊端,又成了中医临床医学发展的障碍。现代中医适时抓住了现代医学对中医学的渗透这一机遇,引进现代医学诊断,通过移植和嫁接,建立了辨病为主导,辨病与辨证论治相结合的临床思维新模式,这是一次否定之否定。它既"克服"了中医辨病之短,又"保留"了中医辨证之长。

在现代中医临床思维新模式已经广为流行的时候,作为中医临床和育人之规范的中医院校教科书,却显得滞后,无怪乎一些中医院校毕业生走上工作岗位后一时难以适应岗位的要求,似乎非得"大器晚成"不可。因此,当务之急是尽快编写一套充分体现这种新模式的中医临床教材,首先是内、妇、儿科教材,以便对这场临床思维的变革推波助澜,因其势而利导之。而这套教材的编者群体则应以长期在中医病房里工作的骨干医师为主体,适当聘请部分中医文献学和中医基础理论的专家共同参与,以确保这套临床教材的继承性、实用性和创新性。在 21 世纪即将来临之际,我们翘首以待这套新教材的早日问世。

参考文献

[1] 董平. 辨证施治与辨病施治纵横观[J]. 中国医药学报,1995,10(1):8.

[2] 徐永昌,杨军. 辨病辨证论治古今观[J]. 中国医药学报,1996,11(4):6.

[3] 王琦. 论现代中医临床诊疗体系的建立——走出轻辨病重辨证的误区[J]. 中国中医药报,1997-10-20:3 版.

[4] 徐承祖. 从认识论谈中医分型论治[J]. 医学与哲学,1983,4(2):9.

[5] 周建宣,周诗宣. 从临床疗效的评定看辨证论治[J]. 中医杂志,1998,39(2):1161.

[6] 恩格斯. 自然辩证法[M]. 北京:人民出版社,1971.

Discussion on the Reform of Traditional Chinese Medicine in Clinical Methodology Due to Infiltration of Western Medicine. Xu Chengzu, Jinhu Hospital of Chinese Traditional Medicine, Jiangsu Province, 211600.

Abstract:The clinical methodology of the present-day traditional Chinese medicine is . A new mode is forming and will appear when needed, which is based on differentiation of diseases with differentiation of syndromes and combines the treatment by differentiation of diseases with the treatment by differentiation of syndromes. This is a method, which we have to use in 21th century to large extent. We have to survey the reform in academic circles in the view of dialectic materialism and make the best use of the situation.

KeyWords: Traditional Chinese medicine, Western medicine Clinical methodology, Treatment by differentiation of diseases, Treatment by differentiation of syndromes

收录于《医学与哲学》杂志 1998 年第 19 卷第 12 期

危重崩漏从肾论治初探

徐承祖

崩漏是妇女子宫出血的病症,本文所指的危重崩漏,包括发生虚脱的暴崩和顽固性的久崩久漏而言。有因一发病即呈危重者,有因一般崩漏迁延失治或治疗无效而成者。以其出血过多,每可危及生命。因此,探讨危重崩漏的治疗规律,具有重要的现实意义。笔者通过临床实践,认识到:危重崩漏大都呈现肾的阴阳偏颇的病理机制,可从肾论治而获效。本文拟就这一治疗规律,试作探讨如下:

一、危重崩漏从肾论治的理论根据

妇人月经的正常,是冲脉任脉无病的征象,形成崩漏的直接原因是冲任不固。冲任之所以不固,主要是由于气血的失常和脏腑经络功能紊乱的影响,也有由致病的各种因素(如经期内跌仆、或努力、或不禁房事及宫内手术后)直接引起的冲任损伤所致。这就是一般崩漏的病理变化机制(见图1)。

但一般崩漏的病机演变和发展,往往是虚、实、寒、热参合更迭的;等到危重时期,肾藏阴阳失去平衡,冲任奇经也随之而失却控制能力,就可能发生厥脱的危险。古人谓"冲为血海,任主胞胎",从脏腑病理生理学理解,生育功能的根本动力在于肾气,其物质基础在于肾精;生育功能的异常,主要关系于肾。盖肾为先天之本,肾寄真阴真阳,主藏五脏六腑之精气。《素问·上古天真论》关于妇人月经产生和衰竭的机理论述,就说明了肾司生育的功能,《难经·三十六难》也认为肾的功能是"男子以藏精,女子以系胞"。所以不难领会:生育功能的主宰是肾,而冲任虽与心、肝、肺、脾、胃皆有较密切的关系,然总不若与肾有如此直接从属的关系。故前人有"八脉皆属于肾"(萧埙《女科

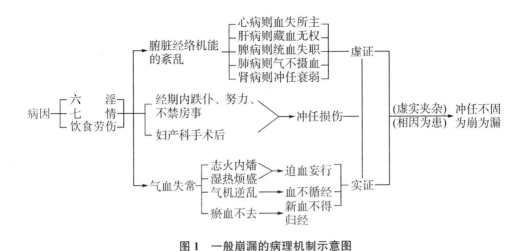

图 1　一般崩漏的病理机制示意图

经纬》）和"经本于肾，旺于冲任二脉"（钱国宾《续名医类案》）等说。

月经的正常与否，是妇人生育功能盛衰的重要标志。既然肾气盛，任脉通，太冲脉盛，月事方能以时下，那么崩漏作为月经的一种病理表现，其发病的本身就反映了肾的衰弱。故张锡纯说："女子血崩，因肾脏气化不固，而冲任滑脱也"（见《医学衷中参西录》第七卷），也正由于冲任和肾存在着直接从属关系，因而在人身各脏器中，受到摧残最先而又最严重的必然是肾，这是危重崩漏导致肾的病机的直接因素；另一方面，因为危重崩漏的出血过多或病程已久，脏腑病变的深重和整个机体的不足，皆使肾藏精的来源——五脏六腑之精匮乏，故其病机必然要最终反映到肾的功能紊乱上来，这是危重崩漏导致肾的病机的间接因素。出血过多，以致发生虚脱或持续时间逾两个月，是危重崩漏导致肾的病机的关键性病理变化，因为若为一般的崩漏，虽也有呈肾的病机者，但以其出血并未太多，病程亦未久，对肾精的来源尚无严重的影响，故导致肾的病机的情形远较危重崩漏为少。兹将危重崩漏导致肾之阴阳偏颇的病理机制示意如图 2：

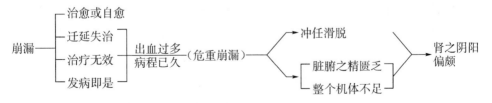

图 2　危重崩漏导致肾的病机示意图

危重崩漏呈现肾的病机既明,论治从肾也就不言而喻了。在这一方面,前辈临床医家早就为我们提供了典范。《素问·腹中论》设乌贼骨丸治"时时前后血"的血枯病,开了危重崩漏从肾论治之先河。如清之叶天士、近代之张锡纯在治疗危重崩漏时,恒多取用。而叶天士又常用龟板、鹿角、苁蓉、枸杞、桑螵蛸、河车胶、熟地、菟丝子、女贞子等补肾填精的药物,以达到调摄冲任的作用(《叶天士女科医案》)。这就不仅大大丰富了危重崩漏从肾论治的实践内容,而且使这一治疗规律在理论上完整化。

二、危重崩漏从肾论治的临床意义

根据病机的特点,危重崩漏可以分成如下三型:真阴亏虚、火浮血热;阴损及阳、真阳不足;元气涣散、阴阳离决。兹将它们的病机、主要脉证和立法处方分述如次,并附典型验案以印证:

(一)真阴亏虚、火浮血热型

(1)病机:阴虚阳搏,志火内燔,血热妄行。血去过多,真阴愈亏,虚火上浮。

(2)主要脉证:血去太多,其色殷红,形瘦色悴,心烦少寐,头眩耳鸣,口干咽燥,腰膝痠软,掌心灼热,日晡蒸烧,溺黄便秘,面赤唇红,舌干红少苔,脉虚细数。

(3)立法处方:凉血滋阴潜阳。用龟板、知母、黄柏、阿胶、地骨皮、枸杞、乌贼骨、龙骨、牡蛎等味。其代表方剂如清热固经汤(见南京中医学院编著:《简明中医妇科学》第47页)、六味地黄汤、知柏地黄汤、固经丸、左归丸、河车大造丸等。

(4)病案举例:

蒋复英,女,34岁,已婚,住金湖县闵桥公社闵桥大队第八生产队。

患者怀妊近两个月,因漏红一天,于1964年农历一月十三日晨服安胎药一剂,讵料竟于当晚滑下一物如茄状,旋即血崩如注,迅至晕厥。笔者应邀冒雨往诊,患者虽甦,但下血势急量多,色绛红,刻已盈盆。证现面赤唇红,五心烦热,头晕目眩,耳鸣心悸,小溲短赤,便坚不爽,腹无痛胀,舌滑尖红,脉数无力,体温37.2℃。系小产后阴血大量走失,而虚阳独亢。治以滋阴潜阳,凉血止血。清热固经汤出入:龟板胶一两(烊化和服),知母、焦栀、阿胶(蒲黄拌炒)各三钱,生地、龙骨、牡蛎、赤石脂、白石脂各五钱。服一剂后,翌晨诸症均减,嘱原方接服一剂而痊。一月后复因疲倦乏力,食欲不振,曾服健胃消食之品二剂。至今身体健康,惟月经时或愆期。

(二)阴损及阳、真阳不足型

(1)病机:崩漏量多,阴损及阳,真阳不足;或素禀阳虚,阴血失统。

(2)主要脉证:下血宛如漏卮,久久不断,血色黯淡,面无华,形体羸弱,口唇爪甲苍白,四肢不温,心神恍惚,怠惰嗜卧,腰脊酸痛,少腹冷痛或喜按,不思纳谷,或尿频便泄,下肢浮肿,舌淡苔白,脉沉迟或虚细,尺部尤弱。

(3)立法处方:填精温肾壮阳。用龟、鹿二胶,紫河车,苁蓉,锁阳,淫羊藿,杜仲,续断,萸肉,巴戟天,破故纸,菟丝,五味子,乌贼,艾叶,黑姜,官桂等味。其代表方剂如龟鹿二仙胶、参茸丸、右归丸、还少丹或金匮胶艾汤加桂、黑姜之类。

(4)病案举例:

华宏英,女,37岁,已婚,住金湖县闵桥公社施尖大队第一生产队。

患者于1964年元月底漏下不断,时多时少,限于经济困难,如此迁延近两个半月,病势有增无减,蒙党政照顾,予以免费治疗。1964年4月5日初诊。患者曾生四胎,屡发哮喘,发则服小青龙汤加减数剂辄愈。近因孀居,情怀不畅,遂致经期紊乱。现证:面黄肌瘦。神疲嗜卧,四末微凉,腰脊酸痛,足胫时肿时消,漏下虽血似带,其色暗淡,间夹血块,而少腹之痛坠不衰。近旬日来,不思纳谷,溲清利,大便溏,苔白中部滑,脉迟。从阴损及阳、真阳不足、宫冷血淤论治,用参茸丸五钱(吞服),杜仲、续断、蕲艾炭、桑螵蛸各四钱,巴戟天三钱,紫石英二钱,醋淬代赭石三钱,桂枝、炮姜各一钱五分。服二剂后,患者即感温暖,食欲较振,腰痛较减,漏下血块不少。乃将前方减去代赭石,加震灵丹六钱(包煎),海螵蛸、地榆炭各六钱,再接服四剂后,漏血即止,精神亦较前焕发,但足胫仍有时浮肿,证属脾肾阳虚,水湿下流,令服参茸丸(成药,上海制)和人参伐木丸(成药:党参、茅术、针砂、绛矾,本地药肆制)各三两,一日三次,每次各二钱。追访八个月,血止肿消。

(三)元气涣散、阴阳离决型

(1)病机:素禀尪羸,真阳内弱,血无所附而溢;或病久漏血过多,阴从下走,虚阳散越。

(2)主要脉证:血下如注,额汗肢冷,气短蹴卧,心悸不宁,或神疲郑声,或多语神烦,苔滑或白,脉微细欲绝或浮大无根。

(3)立法处方:峻补元气,回阳摄阴,用党参、附子、肉桂、黑姜、鹿角、龟板、龙骨、牡蛎、乌贼骨、熟地、枸杞、阿胶等味。其代表方剂如参附汤、附子汤、四逆汤、回阳急救汤、独参汤、龟鹿二仙胶等。

(4)病案举例:

甲:金氏妇,产后一月,血来不已,厥逆自汗不止,或与养血补阴,不效。诊之,两尺空大无神。曰:褚氏有云,血虽阴类,运之者其阳和乎,今厥逆自汗,脉大无根,为脾肾之真阳内弱,故血无所附而溢,所谓阳虚阴必走也,法当大补真阳,以摄虚阴,若养血补阴,恐血未必生,而转伤阳气,则阴血愈不守矣。以人参三两,白术一两,附子三钱,茯苓、炙草各一钱,一剂知、二剂已,数剂而精神胜常矣(录自严鸿志编:《女科医案选粹》)。

乙:龚世兰,女,35岁,已婚,住金湖县闵桥公社闵桥镇。

患者于1963年9月初患月经过多症,因奔波劳累致成崩漏。9月12日初诊,治以凉肝、通因通用法,用丹皮、丹参、白芍、石决明、枣仁、乌贼、龙骨、牡蛎、地榆、棕榈、茜草炭、炒桃仁、延胡索、归尾、西珀等味,共服三剂,并经西医妇科检查,诊为功能性子宫出血,注射过激素,均未显效。复于9月15日晚突然崩若泉涌,额汗肢厥,面容憔悴,多语神烦,询之莫知所苦,苔滑,脉细微欲绝。证属阴血下走,虚阳散越,行将二气脱离,其危至速。拟回阳摄阴法。处方:别直参三钱,熟地五钱,龟胶、阿胶各四钱(烊化和服),鹿角霜三钱,附片一钱五分,官桂六分,龙骨、牡蛎各六钱。急煎一剂,服后即汗止肢温,脱象已除,崩势得以控制,脉虽较出,但犹细微。气血乍得依附,再宗从肾论治,于原方内减去桂、附,加巴戟天、萸肉、怀山药、枸杞、五味子各三钱,接服五剂而血止。后以心悸头晕目眩,治以归脾汤加石决明、钩藤、秦皮、西珀等味,服二剂而安。

三、辨证施治的体会

1.据笔者经验:欲滋阴止血重用龟板,欲助阳止血重用鹿角,疗效颇著。盖龟、鹿二味,均为血肉有情之品,龟板峻补肾阴,鹿角峻补肾阳,肾脏之精气充盈则奇经受荫而崩漏自止矣。他如龙骨、牡蛎、乌贼骨、震灵丹等固涩药，适当参入辨证施治的方中，正合闭蛰封藏之本，可奏涩以固脱之效，殆亦治肾之法。

2. 肾为水火之脏，肝木赖肾水以滋养，脾土借肾火以温煦。若肾之阴阳偏颇，或为水不涵木，出现肝阳亢的兼证；或为火不生土，出现脾阳虚的兼证。但在治疗时仍应着重治本。前者用滋水以涵木，后者用益火以生土。酌加治疗兼证之品。如上述真阴亏虚、火浮血热型的蒋复英案，便是在滋肾阴的药中，参以生地、栀、芍等清肝的药味；又如阴损及阳、真阳不足型的华宏英案，便是在壮肾阳的药中，加黑姜以温脾阳。

3. 危重崩漏是一种大出血的证候。只有当额汗、肢冷、脉微细欲绝或伏三证齐见时，方可使用桂、附等治肾之刚剂，若三证一除，宜渐减去。如上述元气涣散、阴阳离决型的金氏妇案和龚世兰案便是。在一般的肾阳不足并未至额汗、肢冷、脉伏三证齐见者，只宜用鹿胶、苁蓉、淫羊藿、锁阳、桑螵蛸等填精壮肾阳的柔剂，不宜骤用桂、附刚剂，以桂大辛大热、走而不守，恐血得热则行耳。

4. 肾之阴阳是对立而统一的，故治疗时应仿景岳制左归丸、右归丸的立方之意："善补阳者，必于阴中求阳，则阳得阴助而生化无穷；善补阴者，必于阳中求阴，则阴得阳升而泉源不竭"（录自《景岳全书》）。如上述元气涣散、阴阳离决型的龚世兰案，当务之急是挽回虚阳，故用党参、鹿角以生阳，附片以回阳，官桂以引火归元；同时佐以熟地、龟胶、阿胶以滋养阴血，便是于阴中求阳。

小 结

本文对危重崩漏从肾论治规律的理论根据和临床意义作了初步探讨，并拟定三个证型，供临床参考，由于病理变化的复杂性，一方面，危重崩漏呈非肾之病机者，不无存在；另一方面，即是呈肾之病机者，其类型亦远非上述三型那样简单。这就要求我们在中医理论指导下，对具体的病症作具体的分析，严格地遵循辨证施治的法则。若置临床证候于不顾，以为凡治崩漏，一律从肾，或者执型以测病，则不啻胶柱而鼓瑟矣。

收录于《江苏中医》1966 年第 3 期

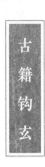

吴鞠通外感热病运用桂枝的案例赏析

徐承祖

清代温病学家吴鞠通,擅用辛凉、甘寒和咸寒以养阴,但也不疏于对辛温以扶阳的应用。综观《吴鞠通医案》352 案中,就有不少运用温阳法的验案。如用辛甘温药桂枝就有 135 案,约占 40%。其中不仅有用于杂病,也有用于热病的,有一案几十诊自始至终都用桂枝的,也有一案数度用桂枝而所取其功效不一。兹选吴氏外感热病运用挂枝的案例数则,略加研讨。

一、真能识得伤寒 桂枝自可对证

桂枝用于伤寒,为仲景所首创。鞠通追踪仲景,治伤寒也不远桂枝。正如吴氏所说:"若真能识得伤寒,断不致疑麻桂之法不可用"。[1]

(一)解肌发表

案例一[2]:甲子二月二十一日,吴氏,二十三岁,头项强痛而恶寒,脉缓有汗,太阳中风,主以桂枝汤。

桂枝三钱、炙甘草二钱、大枣(去核)二枚、白芍二钱、生姜三钱、水五杯。煮二杯,头杯即啜稀热粥,令微汗佳,有汗二杯不必啜粥,无汗仍然。

二十四日不解,于前方内加:羌活五钱。

二十五日服前方,业已脉静身凉,不肯避风,因而复中,脉紧无汗,用麻黄汤法。

麻黄(自去节)三钱,白芍三钱,生姜三片,桂枝三钱,炙甘草二钱,羌活三钱,大枣(去核)二枚。煮两杯,分两次服。

二十六日服前药不知,身重疼痛,其人肥而阳气本虚,平素面色淡黄,舌白,湿气又重,非加助阳胜湿之品不可,于前方内加重:

麻黄(去节)五钱共成八钱,杏仁泥三钱,白术三钱,桂枝二钱共成五钱,熟附子三钱,炙甘草一钱,共成三钱,水五碗,先煮麻黄,去上沫,入诸药,取二碗,分二次服。服一剂而汗出愈。

本例凡四诊。前两诊"脉缓有汗",故用桂枝汤法;后两诊"脉紧无汗"本是麻黄汤证,当用麻黄汤法,考虑到系汗后"复中",若再投以发汗峻剂的麻黄汤,恐伤正气,故用辛温轻剂的桂枝麻黄各半汤,以冀小发其汗。然"服前药不知"并未奏效。吴氏细审之,抓住其"身重疼痛""其人肥""平素面色淡黄,舌白"等辨证要点,从而作出"阳气本虚"。风寒未解、"湿气又重"的判断,改投重剂麻黄加术汤加附子,一举而兼走表里,温经助阳,祛风胜湿,宜乎"服一剂而汗出愈"。

(二)温阳伐冲

案例二[2]:乙丑正月初五日,刘氏,五十余岁,太阳中风,耽延五日不解,冲气上动,宛若奔豚,腹满泄泻而渴,兼有少阴症矣。两层两感,太阳少阴并见,此一两感也。其人积怒内伤,又加外感,此二两感也,可畏之至。且先伐其冲气。

桂枝八钱,云苓块一两,川芎一钱五分,当归三钱,川椒炭三钱,生姜五大片。煮三杯,分三次服。

初六日太阳少阴两感,冲气上动如奔豚,与苓桂重伐肾邪,今日一齐俱解,脉静身凉,冲气寂然,可喜之至! 微有痰饮咳嗽,当与和胃令能食。

云苓块六钱,桂枝三钱,生姜三片,姜半夏五钱,广皮三钱,大枣(去核)二枚,焦白芍三钱。煮三杯,分三次服。

本例为一"两层两感"证。第一层"两感"是从病位层次而言,"太阳中风"不解,复见"泄泻而渴"的少阴证;第二层"两感"是从病因类别而言,"其人积怒内伤,又加外感"。本例当前突出的主证是"冲气上动,宛若奔豚"。考仲景论奔豚的证治不越三条,本例则兼而有之;"太阳中风"失治,风寒引动冲气上逆,治宜温阳降冲的桂枝加桂汤。此其一。"腹满泄泻而渴",下焦水饮有上冲之势,治宜通阳伐水的茯苓桂枝甘草大枣汤。此其二。"积怒"伤肝,以致肝气循冲脉上逆,治宜养血调肝之奔豚汤。此其三。吴氏师仲景法而不泥仲景方:取上述三方中的桂枝且重用,以温阳降冲,配茯苓且重用,以开太阳,伐肾邪,又取奔豚汤的川芎、当归,以养血疏肝,复加温散寒湿的川椒炭、生姜以阖阳明。药虽六味,却熔仲景治奔豚的三方于一炉。辨证丝丝入扣,组方面面俱到而又不失重点。

桂枝配茯苓这一药对,在吴鞠通医案中,不仅用于奔豚,还广泛用于肿胀、淋浊、泄泻、寒湿和痰饮等病证,均不外取其开太阳、伐肾邪之功。

二、温病"辨之清切"桂枝亦有所宜

吴鞠通在《温病条辨》中关于太阴温病"初起恶风寒者,桂枝汤主之"[1]的论述,曾招致后世不少非议。但辛温之品对温病初起,并非绝对禁用。在温病变证和伏气温病中,桂枝亦有所宜。

(一)解肌疏风

案例三[2]:丁丑六月十三日,吴,四十岁,先暑后风,大汗如雨,恶寒不可解,先服桂枝汤一帖,为君之桂枝用二两,尽剂,毫无效验;次日用桂枝八两,服半帖而愈。(鞠通自医)

本例为"鞠通自医"暑湿案,《温病条辨》谓:"……外寒搏内热,及非时伤风,春秋皆有之,即暑中亦有之,皆可少投辛温,但须辨之清切耳"。[1]本例即属暑月伤于非时之风寒。惟其"辨之清切",方敢大剂重用桂枝。

(二)振奋阳气

案例四[2]:癸亥六月初五日,王,二十三岁……

(前三诊从略。此为第四诊。——引者)

初十日向有失血,又届暑病之后,五心发热,法当补阴以配阳,但脉双弦而细,不惟阴不充足,即真阳亦未见其旺也。议二甲复脉汤,仍用旧有之桂枝、姜枣。

白芍(炒)四钱,大生地四钱,沙参三钱,桂枝二钱,生鳖甲五钱,麦冬四钱,麻仁二钱,生牡蛎五钱,生姜二片,阿胶(化冲)二钱,炙甘草五钱,大枣(去核)二枚。煮三杯,分三次服。

又丸方,八仙丸加麻仁、白芍。

(药味从略。——引者)

本例为温病善后之治。温病后期,热灼真阴。故鞠通取法仲景复脉汤,去原有参、桂、姜、枣之补阳,分别加白芍、牡蛎、鳖甲、龟板等滋阴潜阳药,创立加减复脉诸方,正为温病后期救阴而设。本例为失血之人,阴虚之体,又届暑病之后,迭经前三诊清上焦、清气分以及和胃化湿等法治疗,邪热已去八九,真阴仅存一二。此时,用二甲复脉汤以救阴,当为正治。吴氏何以又"仍用旧有之桂枝、姜、枣"呢?因"脉双弦而细,不惟阴不充足,即真阳亦未见其旺也"。盖阴阳互根,阴损及阳,乃至阴阳两虚。吴氏在大队峻补真阴的药味中,加少许桂枝、姜、枣以振奋阳气,可收阳生阴长之效。

(三)领邪外出

案例五[2]:乙酉三月二十日,王氏,二十八岁,上年初秋伏暑,午后身热汗出。医者误以为阴虚劳损,不食胸痞,咳嗽,舌苔白滑,四肢倦怠,不能起床。至今年三月不解,已经八月之久,深痼难救,勉与宣化三焦,兼从少阳提邪外出法。

飞滑石六钱,桂枝三钱,白蔻仁二钱,茯苓皮五钱,青蒿三钱,炒黄芩二钱,姜半夏五钱,薏仁五钱,白通草一钱,杏仁泥四钱,广皮三钱。煮三杯,分三次服。此方服二剂,能进食;服四剂,饮食大进,即起能行立。后八日复诊,以调理脾胃而愈。

伏暑因体质之阴虚或阳虚的各异,暑湿或暑热之偏重的不同,其发病证型有邪在气分或邪在营分之别。而气分暑湿之邪又多郁蒸于少阳。本例即属湿遏热伏,湿重于热,暑湿郁蒸于少阴。前医见其"午后身热",误以为"阴虚劳损"而用柔润之药,与湿邪"二阴相合,同气相求",终至迁延"八月之久,深痼难救"矣。吴氏用宣上畅中渗下的三仁汤化裁,加青蒿、黄芩以清泄少阳胆热;因伏气温病的传变趋向,以伏热由里达表为佳兆,故吴氏在以青蒿入少阳提邪的同时,尤妙在加桂枝一味,作向导之官,领邪外出太阳,与青蒿相合,共成"由里达表"之功。再者,本例用桂枝,既可通阳化湿,又能矫前医柔润阴腻之误。

领邪外出一法,鞠通极为推崇。他认为:仲景和解少阳之小柴胡汤,即以柴胡从少阳领邪外出[1];治温疟之白虎加桂枝汤,即以桂枝从太阳领邪外出[1];治太阳少阳并病的柴胡桂枝汤,即以柴胡从少阳提邪,同时以桂枝从太阳领邪外出[2];乃至"逆流挽舟"治痢疾初起之活人败毒散,也是以二活(羌、独)、二胡(前、柴)、合芎藭从半表半里之际,领邪外出[1],大凡病在半表半里或表里兼病、内外有邪之证,均可应用领邪外出法。

案例六：[2]癸亥十二月十一日，陈，二十八岁，左脉洪大数实，右脉阳微，阴阳逆乱，伏暑似疟，最难即愈。议领邪外出法。

生鳖甲二两，麦冬（不去心）八钱，粉丹皮三钱，桂枝尖三钱，沙参三钱，炒知母三钱，焦白芍三钱，青蒿四钱，炙甘草一钱五分。煮三碗，分三次服。

十四日，伏暑寒热往来已愈。

（以下略——引者）

如果说案例五的领邪外出法用于伏暑邪在气分，本例的领邪外出法则是用于伏暑邪在营分。本例取青蒿鳖甲汤合桂枝汤化裁，领邪外出两个层次，毕其功于一役。盖少阳切近三阴，"青蒿不能直入阴分，有鳖甲领之入也；鳖甲不能独出阳分，有青蒿领之出也"，先入后出，此为第一层，"右脉阳微，阴阳逆乱"，用桂枝、白芍、甘草三味，取桂枝汤调和阴阳之义。以桂枝配青蒿，由青蒿从少阳领邪外出，再由桂枝从太阳领邪外出，此为第二层。鳖甲＋青蒿＋桂枝的配伍模式，实现了使邪热由阴→阳（少阳）→太阳的向愈转归。

依据疾病传变的层次进行辨证论治，是中医治疗学的一大特色。吴鞠通的领邪外出法体现了这一特色，当代上海姜春华教授的"截断扭转"法也体现和发展了这一特色。临证时如能将这两法互参，必能提高中医治疗热病的疗效。

参考文献

[1] 清·吴瑭. 温病条辨[M]. 北京：人民卫生出版社，1972.

[2] 清·吴瑭. 吴鞠通医案[M]. 北京：人民卫生出版社，1963.

收录于《新中医》杂志 1990 年第 22 卷第 11 期

李中梓辨疑验案奥旨简析

徐承祖

李中梓是明代的著名医家。字士材，号念莪。江苏华亭（松江县）人。根据《内经》《伤寒论》等古典医籍，参考其他名医著述，结合自己的多年临证经验，编著了《医宗必读》。笔者就李氏《医宗必读》中的一些验案（以下简称某病某案），探索其辨识疑似之证的奥旨。

一、症既不足凭，当参之脉理

李氏临证十分重视切诊（切脉、腹诊）的鉴别意义，他的辨疑经验之一就是"症既不足凭，当参之脉理"。如症见伤寒九日，口不能言，目不能视，体不能动，四肢俱冷，六脉皆无一派阴证表现（《伤寒》韩案）。士材充分运用切腹"以手按腹，两手护之，眉皱作楚"和切趺阳脉"按其趺阳，大而有力"，于是断定"腹有燥屎"，从而揭示了本病真实假虚、阳证似阴的本质。"与大承气汤下之，得燥屎六七枚，口能言，体能动矣"。类此真实假虚的案例，无独有偶。一患者伤寒至五日，下利不止，懊憹目胀，诸药不效，有医者从"脱泻"论治，亦不效（《伤寒王案》）。士材诊其"六脉沉数"，提示里有热，结合腹诊"按其脐则痛"为实。因而判为"协热自利，中有结粪"。以"小承气汤倍大黄服之，得结粪数枚"乃愈。士材之善学仲景，于此可见一斑。

二、脉又不足凭，当取之沉候

辨别证候的寒热、虚实之真假，李氏的心得是"彼假证之发现，皆在表也，故浮取而脉亦假焉；真证之隐伏，皆在里也，故沉候脉而脉可辨耳"（《医宗必读·疑似之证须辨论》）。他的辨疑经验之二就是"脉又不足凭，当取之沉候"。如一伤寒患者,烦躁面赤,昏乱闷绝,时索冷水,手扬足掷,难以候脉。众医皆从阳证论治,不曰柴胡承气,则曰竹叶石膏(《伤寒》吴案)。士材令"五六人制之,方得就诊",诊得脉象"浮大无伦,按之如丝"。士材据此,力排众议,认为脉象"浮大沉小",断非阳证,而是"阴证似阳"。用"温剂犹生",投"凉剂立弊"。遂投附子理中汤重用人参,煎成入井水冷与饮,取"热药冷服,防其格拒"之义,一剂而狂躁定,再剂而神爽。在这里,脉象的沉候"按之如丝",便是真寒假热、阴证似阳的辨证要点。再如,一患者,忧愤经旬,忽然小便不禁。医皆以固脬补肾之剂投之,凡一月而转甚(《小便不禁》俞案)。士材诊得"六脉举之则软,按之则坚,此肾肝之阴有伏热",固脬补肾自然非其所宜。遂用泄热利湿,取丹皮、茯苓、苦参、甘草梢、黄连组方,煎成调黄鸡肠与服,六剂而安。当时有医者主张,既愈,当大补之。结果,数日后,仍复不禁。士材再诊:根据该患者"忧愤经旬""肝家素有郁热"于先,"得温补而转炽"于后,以及六脉的"按之则坚",其治疗大法仍应坚持继续清利,力辟"温补"之非。终以龙胆泻肝汤加黄鸡肠及四君子汤加黄连、山栀而愈。从本案不难看出,脉之沉候亦须在详细地了解病人之情的基础上并与之互参,方能体现其辨疑的价值。

三、更察禀之厚薄,证之久新,医之误否

疑似之证的要害,常常就在于假象与本质的不一致。因此,只有望、闻、问、切四诊合参,从不同角度、不同层次加以观察,方能把握疑似之证的本质。李士材在辨识疑似之证时,更多的情况下并不是单凭脉理的。他认为,"脉辨已真,犹未敢恃,更察禀之厚薄,证之久新,医之误否,夫然后济以汤丸,可以十全"(《医宗必读·疑似之证须辨论》)。

李氏曾治一积聚,郁怒成痞,形坚而痛甚,攻下太多,遂泄泻不止,一昼夜计下一百余次。一月之间,肌体骨立,神气昏乱,舌不能言,已治终事,待毙而已(《积聚》王案)。士材诊之,因其"真脏脉不见",故认定"犹有生机"。究其寒热虚实,就不是单凭脉理所能定论的了。李氏根据《内经》"邪之所凑,其气必虚"的发病学说,认为本案"郁怒成痞,形坚而痛甚"的形成,足见其禀赋先虚。而"攻下太多""泄泻不止"的医误,进一步导致了脾阳大伤。脾主肌肉、四肢,故一月之间"肌体骨立"。气血两虚,故"神气昏乱,舌不能言"。此时此刻的主要矛盾和主要矛盾的主要方面则不是积聚本身,而是脾阳衰败。因

此，李氏做出了"人虚之候，法当大温大补"的决策。一面用枯矾、龙骨、粟壳、樗根之类，以固其肠；一面用人参二两、熟附五钱，以救其气。后始终恪守补中益气及参附汤出入为治，计一百四十日，而步履如常，痞泻悉愈。正气盛则邪自除，"譬如满座皆君子，一二小人自无容身之地"（《医宗必读·积聚按语》）。又如，一武科出身患者，禀质素强，纵饮无度，忽小便毕，有白精数点。自以为有余之疾，不宜医治。经三月以来，虽不小便，时有精出，觉头目眩晕。医者以固精涩脱之剂，治疗两月，略不见功（《遗精》张案）。士材诊之，根据其"禀质素强，纵饮无度"的"禀厚"之体质和"固精涩脱"两月无功之医误，再结合脉诊："六脉滑大"，从而作出了"酒味湿热，下于精藏"的判断。遂以白术、茯苓、橘红、甘草、干葛、白蔻，加黄柏少许，两剂后即效，不十日而康复如常。李氏的上述两案，充分体现了中医体质学特色和重视从"医误"中探求病机的临床思维方式。

四、不以脉为凭

李士材临证重视脉诊，但不拘泥于脉诊。在他的医案中，不乏舍脉从证，"不以脉为凭"的辨疑经验。

李氏曾治一儒者，酒色无度，秋初腹胀，冬杪遍体肿急，脐突背平。举家叩首，求救哀迫（《肿胀》钱案）。士材诊之，用金匮肾气丸料，大剂煎服，兼进理中汤，服五日无效，士材意欲辞归。应病家的再三请求，士材勉用人参一两，生附子三钱，牛膝、茯苓各五钱，三日之间，小便解下约四十余碗，腹有皱纹。约服人参四斤，附子一斤，姜、桂各一斤余，半载而瘥。综观本案，一无脉象的描述，二无病机和证型的认定。但从李氏的处方用药来看，显然从阴水论治。盖"儒者"，读书人也，劳心有余，劳形不足，其禀赋之柔弱，自不待言；而酒色无度伤脾肾之阳于内，秋初至冬末阴寒之邪伤肾阳于外，宜乎腹胀、遍体肿急、脐突背平等阴证丛生。开始，士材用温阳利水之肾气丸合理中汤大剂煎服，本无可非议。但服五日竟然无效。殆因患者肾阳式微，阴寒太甚，而肾气丸中虽有桂、附之温阳，但相对而言，阴药较多，毕竟平补肾阴肾阳，药不简，力不专。不得已，士材作破釜沉舟之计，处方取人参、生附子、牛膝、茯苓之药简力专。果然，离照当空，阴霾自散。再如，一患者，三年久嗽，服药无功，委命待尽（《咳嗽》张案）。士材诊之，问诊：饥时胸中痛否？患者答曰：大痛。望诊:视其上唇,白点如糟者十余处。因而断为:此虫啮其肺。用百部膏一味,加乌梅、槟榔与服。不十日而痛若失,咳顿止矣。令其家人以净桶中觅之,有寸白虫40余条,自此永不复发。按:本病实属罕见,可能相当于现今寄生虫分泌的毒素而引起的变态反应所致。这在李氏当时的条件下,仅仅通过问诊和望诊,而"不以脉为凭",就认识到"虫啮其肺"是非常难能可贵的。

历史发展到今天,虽然中医辨证的领域已经从宏观深入到微观,因而大大丰富和发展了中医诊疗学。但是,笔者认为,深刻领会和借鉴李士材辨识疑似之证的技巧,对于加强当代中医基本功的训练,造就新一代名中医,仍然是十分必要的。

收录于《中医函授通讯》1996年第15卷第6期

中医"治未病"理念与
疾病防治的战略重心前移
（讲稿提要）

徐承祖

一、"治未病"理念是中医学理论特色之一

中医学理论三大特色 ⎰ 天人相应、形神合一的整体观
　　　　　　　　　　⎱ 因人、因时、因地制宜的辨证论治
　　　　　　　　　　　 未病先防、有病早治、既病防变的"治未病"理念

1. 未病先防："圣人不治已病治未病，不治已乱治未乱，此之谓也。夫病已成而后药之，乱已成而后治之，譬犹渴而穿井，斗而铸锥，不亦晚乎！"（《黄帝内经》）

2. 有病早治："使圣人预知微，能使良医得蚤从事，则疾可已，身可活也"。（《史记》）

3. 既病防变："问曰：上工治未病，何也？师曰：夫治未病者，见肝之病，知肝传脾，当先实脾"。（《金匮要略》）

二、"疾病防治重心前移"战略与"治未病"理念一脉相承，又与
　　时俱进

我国政府制订的《国家中长期科学和技术发展规划纲要（2006—2020年)》，明确提出了"疾病防治重心前移"战略，为我国现阶段卫生工作和医学科学技术的发展指明了方向。

我国城乡居民疾病谱和死因结构的改变：建国初期，各种传染病肆虐与慢性非传染病并存。

60 年来，通过大力开展爱国卫生运动，实施国家免疫规划和重大疾病防控、防治政策，重大传染病如天花、血吸虫病、流脑、乙脑、伤寒、疟疾、传染性肝炎等得到有效控制。

自从 20 世纪 80 年代以来，随着我国经济的高速发展，现代化、城市化进展的加快，人们生活方式的改变，多种慢性非传染性疾病，如肿瘤、心脑血管病、糖尿病、慢性阻塞性肺病（慢阻肺）等患病率持续上升。特别是与肥胖有关的糖尿病、高血压、高血脂、冠心病、中风、代谢综合征等一组密切相关、互为因果的"姊妹病"，成为当今威胁我国城乡居民的主要"富贵病"。

糖尿病是多种癌症发病的重要危险因素，也是心脑血管病发病的重要危险因素。最新资料显示：我国成人高血压患病率达 18.8%，糖尿病患病率也超过了 10%，成人超重率 22.8%，肥胖率 7.1%，儿童肥胖率已达 8.1%。

儿童肥胖——癌症爆发流行的"定时炸弹"，肥胖儿童——成年癌症的"后备军"，从发病年龄来看，过去认为癌症、心脑血管病、糖尿病等都是"老年病"，而近 30 年来的统计资料表明，这些病的发病年龄有逐步提前之趋势。

再从我国城乡居民死因顺位来看，有资料表明，脑血管病、恶性肿瘤、心脏病和慢阻肺等慢性非传染性疾病占城镇居民死因的 76%，占农村居民死因的 70%。原卫生部公布的 2006 年我国城乡居民主要死亡原因统计显示，恶性肿瘤已经悄悄取代心脏病，成为威胁我国城乡居民健康的"头号杀手"，占死亡原因的 20% 以上，2008 年的统计资料表明，心脑血管病合计死亡率超过癌症死亡率。而心脑血管病导致死亡的半数，都是死于生命力旺盛、最富有创造力的中年，属于提前死亡的范畴，所谓"英年早逝"。

多种慢性非传染疾病的高发病率、高致残率和高死亡率及其病程的漫长性和年轻化，这些就是我国政府制定"疾病防治重心前移"战略的根据和出发点。所谓"战略重心前移"，我理解有三层含义：

1. 通过改变不良生活方式和优化人居环境、计划免疫等有效的防控措施，实现"未病先防"。

2. 充分运用现代高科技,早检查、早诊断,实现"有病早治"。

3. 努力研发新的药物和治疗手段,控制疾病的发展和恶化,实现"既病防变"。

由此可见,"疾病防治重心前移"战略,与中医学"治未病"理念,既一脉相承,又与时俱进。

三、生活方式干预是投入最少、获益最多、安全性最高的"治未病"方法

国内外大量研究证实,多种慢性非传染性疾病的诱发因素均不同程度地与人们的生活方式有关。这些诱发因素主要是:吃得好,运动少,生活节奏快,精神压力大以及烟酒嗜好等。在我国前 10 位的死因中,不良生活方式、不良行为在致病因素中就占 44.7%。

由于个人的不良生活方式在不断地进行自我损害并创造自我危险,直接影响个体健康和治疗效果。因此,预防慢性非传染性疾病,靠的是生活方式干预;而治疗这类疾病,光靠药物或手术(手法)也是不行的,还必须辅之以行为干预,要求病人自己与不良生活方式彻底决裂才行。

世界卫生组织有一个基本判断:人的健康长寿 15% 取决于遗传,10% 取决于社会条件,8% 取决于医疗条件,7% 取决于自然环境,而 60% 取决于生活方式。生活方式的干预是永恒的主题。改变不良生活方式在任何时候对任何患者(包括需要药物治疗的患者),都是一种合理的治疗。欧美等国都把生活方式干预提升到治疗高度,置于与药物治疗同等,甚至更重要的位置。

生活方式干预的"四项基本原则"——健康生活"四大基石":

1. 合理膳食

"饮食自倍,肠胃乃伤"。(《内经》)

"其自用甚者,饮食不节,以生百病"。(三国魏·嵇康《养生论》)

① 数量:七八分饱,收支平衡。

"已饥方食,未饱先止"。(苏轼)

关于限食与益寿的关系:"所食愈少,心愈开,年愈益;所食愈多,心愈塞,

年愈损"。(西汉·张华《博物志》)

② 质量:荤素搭配三七开,以素为主,七大营养素全面均衡。

"五谷为养,五果为协,五畜为益,五菜为充"。(《内经》)

"食物多样,谷类为主,粗细搭配"。(《中国居民膳食指南》第一条)

2. 适量运动

"形不动则精不流,精不流则气郁"。(《吕氏春秋》)

"宫居闺处""出舆入辇"是"贵人之子""百病咸生"的原因之一。(西汉·枚乘《七发》)

"终日屹屹端坐,最是生死,人徒知久行久立之伤人,而不知久卧久坐之尤伤人也"。(明·李梴《医学入门》)

"人体欲得劳动,但不当使极尔。动摇则谷气得消,血脉流通,病不得生,譬如户枢不朽是也"。(《三国志·华佗传》)

① 适量:因人而异,量力而行。

② 强度:中老年以感觉有一点"吃力"为度,但不要累得"难受"。出一点汗,也不必"大汗淋漓"。

③ 坚持:时间每次不少于 30 分钟,每周不少于 5 次,循序渐进,持之以恒。世界上最好的运动是步行(散步或跑步)。古希腊有句名言:"如果你想强壮,跑步吧! 如果你想健美,跑步吧! 如果你想聪明,跑步吧!"

3. 戒烟限酒

吸烟对健康有百弊而无一利。

① 损害人体各种生理功能。

② 干扰机体防御功能,使机体免疫力降低,使人对疾病的易感性增加。

③ 诱发并恶化多种癌症和心血管疾病。

一句话,吸烟就是吸毒! 被动吸烟所受的毒害并不亚于主动吸烟。

因此,为了自己和他人的健康,劝君戒烟!

酒在我国有悠久的历史,早在四五千年前的夏朝,我国就开始酿酒。"醫"字从"酉",说明酒与中医药早就结下了不解之缘。

然而,酒之于人,有利有弊,毕竟弊多于利。

"少饮则活血行气,壮神御寒。遣兴消愁,避邪逐秽……"(明·李时珍《本草纲目》)但千万不能"以酒为浆"(《内经》),因为"久饮酒者烂肠胃…伤神损寿"(唐·孙思邈《千金方》),"饮酒过度,伤身之源"(元·忽思慧《饮膳正要》)。

"限酒"的含义有三:

① 如果你没有饮酒的习惯,那就不必提倡。不提倡为专门预防某种病而饮酒。

② 如果你患有忌酒的疾病,如肝病、胃病、糖尿病、高血压病等,就应该遵医嘱戒酒(包括啤酒、葡萄酒)。

③ 如果饮酒,一定要限量,因人而异,以饮酒后开始出现自我感觉(如兴奋、头晕、出汗、心悸等)的酒量的一半,作为"合适剂量"。最新研究表明,饮酒没有"安全剂量",因为饮酒即使少量,对人体的危害比起吸烟来,有过之而无不及。

4. 心理平衡

"形神合一"观,是中医心理养生的理论依据。中医学把各种心理活动统称为"神",即通常所说的"精神"。

"形者神之质","无形则神无以生"(《内经》)——神依附于形体,神的活动是人体脏腑活动的表现。

"形恃神以立"(三国魏·稽康《养生论》),"失神者死,得神者生也"(《内经》)——神又能主宰和支配形体的一切活动,没有神的形体无异于行尸走肉。

神的主宰和支配作用表现在两个方面:

① 神能协调脏腑、阴阳,维持人体内环境的平衡。

② 神能协调脏腑、阴阳,使之主动适应自然界的变化,缓冲由外部因素而引起的情志刺激,从而维持人体与外环境的平衡。

因此,中医养生学特别重视心理养生。

心理养生的最高境界:"恬淡虚无,真气从之,精神内守,病安从来"。(《内经》)

现代社会危害心理平衡的大敌,主要是精神压力。这种压力看不到、摸不着,来自工作本身、人际关系以及环境因素等。压力过大或过于持久,也即"超负荷",则会出现焦虑、烦躁、抑郁不安等心理障碍,引起一系列脏腑功能失调,尤其是心脏。从而破坏人体内环境的平衡和人体与外环境的平衡,甚

至猝死。现实生活中"英年早逝",往往就跟精神压力超负荷有关。精神压力不除,心理平衡难保。心理减压,主要靠自己:

① 加强修身养性,自我减压。

② 从事一项自己喜爱的有氧运动,通过运动减压。

③ 安排几次旅游,旅游减压。

④ 求助于心理医生,干预减压。

有资料表明:"合理膳食,适量运动,戒烟限酒,心理平衡",做到这四句话,十六个字,能使高血压减少 55%,脑卒中减少 75%,糖尿病减少 50%,肿瘤减少 1/3。一句话,能使危害人类健康的主要慢性病减少一半以上。

要充分认识生活方式干预的长期性和艰巨性。因为不良生活方式和习惯都是在不知不觉或舒舒服服中形成的,是个日积月累的过程,要改变它,并不那么轻松,既不可能一蹴而就,也不可能一劳永逸,尤其需要有战胜自我的勇气和毅力。

四、加强国民健康教育是实现"治未病"的最有效的途径

当前,我国疾病防控的形势十分严峻:

1. 重大传染病虽然得以控制,乃至绝迹,但有些传统的传染病如肺结核、某些性病等又死灰复燃,有卷土重来之势。

2. 新生的传染病如艾滋病、"非典"、流感以及难以预料的某些耐药菌株感染和变异病毒感染等病,随时可能流行。

3. 面对正在流行的多种慢性非传染性疾病的高发病率、高致残率、高死亡率和极高的治疗费用,而人群中知晓率、治疗率和控制率都很低,形成强烈的反差。

由此可见,现阶段比历史上任何时期都更加需要强调"治未病",把疾病防治的战略重心前移。

实现疾病防治战略重心前移的最有效途径,是加强国民健康教育。通过健康教育,把卫生保健知识转化为人们的行动。人们的卫生保健意识增强了,就能自觉、主动地投身爱国卫生运动,投身人居环境的优化和参与计划免疫等健康促进活动,就能自觉、主动地摒弃不良生活方式,建立科学、文明、健

康的生活方式。

健康教育作为公民素质教育的一项重要内容,是一项全方位、多层次的系统工程,政府、学校、社会和医疗卫生机构都负有责任。尤其是卫生专业技术人员,更是责无旁贷。

政府加大对社区卫生的投入,加大对慢性病的干预,加大对健康教育的投入,可以使国民少生病,延迟生病。减少了医疗消耗的同时,等于延长了国民创造财富的年龄,等于创造了 GDP。国民患病的风险如果不降到最低,就会转变为经济风险,就会拖 GDP 的后腿,据世界卫生组织统计,2005 年全球 5 000 万人病死,其中 3 500 万人死于慢性病,全球 75% 的医疗费用也被慢性病吞噬着。而据预测,如果不对我国居民中患病率快速上升的糖尿病、心脏病、中风三大疾病进行干预,这三大慢性病将给我国造成 5 580 亿美元的损失,相当于当年 GDP 的 1/5~1/4。

在开展全方位健康教育的系统工程中,临床医生对就诊病人进行有针对性的健康教育是至关重要的一环。这是因为临床医生的专业技术优势和他们与病人之间特殊的医患关系,使他们在对就诊病人开展健康教育中最有针对性、最有影响力和最具权威性。临床健康教育本身作为一种治疗因素,是任何药物或手术(手法)无法替代的。临床健康教育这张"无药处方"功不可没,它与"有药处方"二者相辅相成,不可或缺。所谓针对性的健康教育,主要指临床医生在诊治疾病的过程中,依据病人所患疾病的病情、病因、治疗等方面,针对性地告诫病人,应该注意什么,怎样治疗,该怎么做,不该怎么做,以及怎样调理自己情绪,正确对待疾病,树立战胜疾病的信心等,达到科学规范病人日常生活的健康行为,减少疾病,促进疾病康复的目的。在这一方面,中医有优良的传统,值得传承发扬。

关于病人战胜自我的主观能动性,要靠临床医生开展健康教育的主观能动性去调动,中医的观点也很明确。《内经》说:"人之性,莫不恶死而乐生,告知以其败,语之以其善,导之以其所便,开之以其所苦。虽有无道之人,恶有不听者乎?"这就是说,对于那些顽固坚持不良生活方式的病人,只要我们临床医生"告之""语之""导之""开之",总之,苦口婆心地加以规劝和指导,病人是不会不"痛改前非"的,所以,中医学历来十分强调:一个人性丰满的临床医生,在向他的病人交代病情和注意事项时,一定不厌其烦。

毫无疑问,中医学"治未病"理念所富含的中医养生学和健康教育学内容,经过我们这一代人加以去粗取精、去伪存真的整理,将其合理的内核充实到现代健康教育学理论中来,必将为我国实现疾病防治的战略重心前移和全人类健康,做出我们中华民族应有的贡献。

(发表于《金湖快报》2010 年 1 月 25 日第 3 版)

从一则案例引发的健康教育思考

徐承祖

人类疾病谱和死因结构的改变,促使医学模式从生物医学模式向生物—心理—社会医学模式转变。而许多病人和临床医生的医疗观念却还停留在生物—医学模式阶段,表现为对改变病人不良生活方式和行为模式在疾病治疗中的作用认识不足。医患双方这种观念上的滞后,对于实现医学的宗旨——促进健康、延年益寿和提高生命质量,无疑是极其有害的。本文所介绍的案例,也许能引起我们更多的对健康教育的思考。

1. 案例

患者,男,55岁,干部,近五六年来睡眠时鼾声如雷,且频繁"憋气"。不睡眠时却萎靡不振,昏昏欲睡,甚至在办公时打盹或鼾声大作,渐至不能坚持工作。在某医科大学附属医院五官科诊为"鼾症"(睡眠呼吸暂停综合征),行"咽腭成形术"。术后鼾声大减,"憋气"解除,白天精神转佳,亦不昏昏欲睡,遂恢复上班。术后约3个月,旧恙复发。检查:体温、脉搏、呼吸、血压、心率均属正常;身高160 m,体重78 kg;血、尿常规,X线摄全胸片,B超查肝、胆、脾、胰,肝功能,肾功能,均在正常范围,血脂除甘油三酯稍高外,其余也均在正常范围。体型矮胖,胃纳颇佳。舌象、脉象无异常。根据中医体质学关于肥人多痰多湿的理论,治以化痰利湿,处方二陈汤合五苓散出入,服药30余剂,未见效果;又转从气虚、阳虚论治,改投健脾温肾法,附子理中汤合肾气丸,服药20余剂,亦无寸功。该病人体质指数 BMI>30,当属肥胖。其生活方式和饮食习惯是久坐伏案工作,少活动,喜荤食,且以"吃饱"为快。劳心有余而劳力不足。遂嘱其实施减肥,不用药物。处方是:"七分饱,常跑跑"。即一日三餐只吃"七分饱",并调整饮食结构,少吃肉类甜食,多吃蔬菜水果。同时每天跑步或走路半小时以上，每次务必达到"出汗"的程度，一则用以消耗过剩的能量，二则通过"耗氧"运动解决"憋气"造成的缺氧。病人如此坚持2个月后，体重减至69 kg，睡眠时鼾声减小，"憋气"解除，上班精神振作，嗜睡亦除。此后，该病人曾因住宅装潢，一度忽略了每天运动，同时"七分饱"未能很好坚持，体重有所增加，白天又昏昏欲睡。乃嘱其立即改变不良生活习惯，坚持"七分饱，常跑跑"。约半个月后趋于康复，至今已5年，仍在坚持，病未复发。

2. 战胜慢性非传染性疾病的关键在于病人战胜自我

国内外大量研究证实，慢性非传染性疾病的发生、发展和致残，是各种慢性病危险因素长期作用于机体的结果。其主要危险因素就是人们的不良生活行为，比如吸烟、过量饮酒、不当的膳食、缺少体力活动和不注意心理调适[1]。这类疾病包括当前常见的心、脑血管病，肿瘤，糖尿病和肥胖病等，具有病程长，预后差和并发症严重等特点。预防这类疾病的发生，需个人自身摒弃不良生活行为，建立科学、文明、健康的生活方式和行为模式；而治疗这类疾病，光靠药物或手术（手法）也是不行的，还必须辅之以行为干预，要求病人自己与不良生活方式和行为模式彻底决裂。有些情况下，甚至全靠行为干预，而药物或手术都无能为力，例如本文所举的案例。

医学发展到今天，对主要由生物因素引起的许多感染性疾病，不仅能够有效地预防，而且治疗起来也往往是药到病除。但是，如果以这种思维定式来对待主要由不良生活行为引起的慢性非传染性疾病，把健康的希望完全寄托于灵丹妙药和高新科技，那是必定要落空的。

不良生活行为和习惯都是在不知不觉中形成的，是个日积月累的过程，要改变它，并不那么轻松。以上述肥胖病为例，尽管当今各种媒体上宣传减肥药物的广告铺天盖地，但迄今为止，尚未研制出一种有确切疗效的、值得向公众推荐的减肥药物，不是副作用大，就是停药后肥胖有增无减。因此，减肥最根本、最有效、最现实的方法，还是节制饮食和增加运动。节制饮食，要求病人忍受一点饥饿，克制"嘴馋"；增加运动，要求病人花费一点力气，克制"体懒"。仅这两件人人都能做得到的事，偏偏有些肥胖病人就是不肯做或者不能坚持。这些人减肥不能成功，原因就在于他们没有决心和毅力挑战自我。从这个意义上讲，健康的金钥匙原来就在病人自己手中。

3. 在诊疗过程中开展有针对性的健康教育是 21 世纪临床医生必备的基本功

要使人们自觉地、主动地摒弃不良的生活方式和行为模式,建立科学、文明、健康的生活方式和行为模式,最有效的途径是通过健康教育,把卫生知识转化为人们的行动。因此,健康教育作为公民素质教育的一项重要任务,卫生专业技术人员责无旁贷。在开展多层次、全方位和持之以恒的健康教育的系统工程中,临床医生对就诊病人进行有针对性的健康教育是至关重要的一环。这是因为临床医生的专业技术优势和他们与病人之间特殊的医患关系,使他们在对就诊病人开展健康教育中最有针对性、最有影响力和最具权威性。所谓针对性健康教育,主要指临床医生在诊治疾病的过程中,依据病人所患疾病的表现、病情、原因、治疗等方面,针对性地告诫病人,应该注意什么,怎样治疗,该怎么做,不该怎么做以及怎样调理自己的情绪,正确对待疾病,树立战胜疾病的信心等,达到科学规范病人日常生活的健康行为,减少疾病发生,促进疾病康复的目的。

由于病人的不良生活方式和行为模式在不断进行自我损害和创造自我危险,直接影响治疗效果,因此,从提高医疗质量的角度来讲,在诊治疾病的过程中,对病人实行行为干预是十分必要的。临床健康教育就是用临床医生的主观能动性最大限度地调动病人战胜自我的主观能动性,通过行为干预,从而提高病人的自控能力,取得理想的治疗效果。同时,在临床健康教育中,通过信息、情感交流,又可以建立起良好的医患关系,有助于提高治愈率。本文介绍的"减肥以治鼾"的案例,就充分证明健康教育这张"无药处方"功不可没,临床健康教育本身作为一种治疗因素,是任何药物或手术也无法替代的。

值得注意的是,我们许多临床医生习惯于以药物或手术作为主要治疗手段,忽视或无暇顾及对就诊病人进行有针对性的健康教育,片面认为健康教育只是护士、防保人员和专业健康教育人员的"分内事"。由于受单纯生物医学观点的影响和市场经济大潮的冲击,持"医疗工作是硬任务,健康教育是软任务"的观点,也大有人在。因而陷入了这样一种困境:一方面是医学高科技日新月异,另一方面,面对越来越多的肥胖病、高血压病、高脂血病、动脉硬化、肿瘤、慢性胃炎、慢性气管炎、肝硬化、糖尿病、骨质疏松症等慢性病,却又显得力不从心。问题的要害就在于我们临床医生的观念没有随着医学模式的转变而转变。

进入 21 世纪,发达国家与发展中国家的发病原因将大致相同,与不良生活方式有关的疾病将成为头号杀手[2]。随着人们对健康概念认识的深化,社会在需要生物性医学的同时,更加呼唤心理性、社会性医学服务,这就对 21 世纪的临床医生提出了更高的要求,不仅要具备对疾病的诊治本领,还应该具有针对危害人类健康的多种因素向就诊病人进行健康教育、健康指导的能力。首先,临床医生能否自觉、主动地开展针对性的健康教育,归根结底是一个医德修养问题。没有高尚的医德情操,没有对病人高度负责的精神,是不可能做到有效的临床健康教育的。其次,临床医生必须学习、掌握健康教育学、心理学、行为医学、社会医学等新的科学知识,逐步适应当今"全科医学"服务的需求。医学教育模式要转变,要将健康教育学乃至某些人文学科列为医学生的必修课程,培养造就一代能够胜任针对性健康教育的新型临床医生。当务之急是开展健康教育继续医学教育,即对现有临床医生逐步进行健康教育在职培训。只有这样,才能实现临床医生的健康观念与医学知识的更新,逐步适应医学模式的转变。

4. 中医健康教育学是构建有中国特色健康教育理论的重要源泉

现代意义的健康教育在我国开展的历史尚短,现行的健康教育理论框架基本上借鉴欧美。因此,构建有中国特色的健康教育理论势在必行。中医健康教育学蕴含丰富,源远流长,是我们今天构建有中国特色健康教育理论的重要源泉。

中医健康教育学是以"天人相应""形神合一"的整体观念为出发点的。特别强调人与自然环境和社会环境的协调一致,以及心理与生理的协调一致,讲究因人、因时、因地进行审因施治和审因施教,实际上就是对病人开展针对性的健康教育。这种以人为本,把人的健康与疾病同自然与社会环境联系起来,把生理与心理联系起来的医学观,是符合生物—心理—社会医学模式的。

关于慢性非传染性疾病的主要致病因素在于个人的不良生活行为,个人应对自身的健康负责,早在 2 000 多年前中医观点就非常明确。《素问·上古天真论》中说:"饮食有节,起居有常,不妄作劳,故能形与神俱,而尽其天年,度百岁乃去"。如果"以酒为浆,以妄为常,醉以入房……起居无节,故半百而衰"[3]。中医健康教育学的丰富内涵,不仅蕴藏于医学专著中,而且还散见于浩如烟海的历代文、史、哲和天、地、生等著作中。这方面的大量文献整理工作还有待加强。西汉著名辞赋家枚乘在《七发》中说"久耽安乐,日夜无极",必然"百病咸生"。"饮食则温淳甘脆,腥醲肥厚""宫居而闺处""纵恣于曲房隐间之中",无异于"甘餐毒药,戏猛兽之爪牙"[4]。充分说明,享乐、腐朽的生活是致病之因。枚乘接着指出:这些因素导致的疾病不是"药石针刺灸疗"所能治愈的,即使"扁鹊治内,巫咸治外"亦无能为力;而"要言妙道"则是治疗这类疾病的最好药石[4]。现在看来,所谓"要言妙道"者,即健康教育也。关于心理平衡与防病治病的关系,三国时期曹魏文学家、思想家嵇康认为"形恃神以立,神须形以存,悟生理之易失,知一过之害生。故修性以保神,安心以全身"[4]。只有"清虚静泰,少私寡欲",方能"忘欢而后乐足,遗生而后身存",从而"使形神相亲,表里俱济"[4]。所有这些观点,对于我们今天治疗慢性非传染性疾病,实现行为干预,进行"行为重建",不无现实意义。

关于病人战胜自我的主观能动性,要靠临床医生开展健康教育的主观能动性去调动,中医的观点也很明确。《灵枢·师传篇》说:"人之情,莫不恶死而乐生,告之以其败,语之以其善,导之以其所便,开之以其所苦。虽有无道之人,恶有不听者乎?"[5]这就是说,对于那些顽固于不良生活方式的病人,只要我们临床医生"告之""语之""导之""开之",总之一句话,苦口婆心地加以规劝和指导,病人是不会不"痛改前非"的。所以,中医历来强调。一个人性丰满的临床医生,在向他的病人交代病情和注意事项时,一定是不厌其烦。坚决反对那种只给药物处方,不作任何解释,甚至"相对斯须,便处汤药"的草率从事[4]。

越是具有民族性的东西,便越能走向世界。我们完全有理由相信,只要我们对中医健康教育学加以去粗取精、去伪存真地继承,将其合理的内核充实到现代健康教育理论中来,就一定能够对健康教育学和全人类健康做出我们中华民族应有的贡献。

参考文献

[1] 任涛,李力明.全球疾病负担的现状、趋势及防治对策的选择[J].中国慢性病预防与控制,1999,7(1):1.

[2] 杨菊贤.健康医学是现代医学的发展方向[J].中国全科医学,2001,4(9):673.

[3] 南京中医学院医经教研组.黄帝内经素问译释[M].上海:上海科学技术出版社,1959.

[4] 段逸山,赵辉贤.医古文[M].上海:上海科学技术出版社,1984.

[5] 陈璧琉,郑卓人.灵枢经白话解[M].北京:人民卫生出版社,1962.

收录于《中国全科医学》第 2003 年第 6 卷第 1 期

中医治疗前列腺增生症的思路与方法

徐承祖

近半个世纪以来,随着我国人均寿命的延长,营养的改善和诊断技术的提高,良性前列腺增生症(BPH)在我国老年男性中的发病率迅速增加。手术去除前列腺的增生部分目前仍为确实有效的治疗手段,但由于手术治疗会产生一些并发症,又由于多数病人年老体衰,或伴有高血压以及心、肺、肾功能不全等手术治疗的禁忌证,药物治疗、注射疗法、冷冻术、激光治疗和热疗等非手术疗法应运而生。中医中药对 BPH 的治疗,积累了丰富的经验。兹综合近 5 年(1989—1993 年)来有关文献,将中医对本病的辨治思路和方法评述如下:

一、对诊断和病因病机的认识

现代中医汲取解剖学和理化检查手段之长,对 BPH 时识有了深化。

(一)诊断依据的明确

传统中医的临床思维是从疾病的症状表现来进行诊断的。BPH 的主要临床表现是尿频、排尿困难、急性尿闭或尿失禁,通常诊为"癃闭"。若有血尿症状,则可能诊为"尿血"。这样的症状诊断,未免失之笼统,因为能出现类似BPH 临床症状的,还有脊髓炎、神经性尿闭、尿路结石、尿路肿瘤,以及肾功能衰竭引起的无尿症等等。现代中医引进了直肠指检、测定残尿、泌尿系 X 线检查、前列腺 B 超、膀胱镜,以及尿流率的测定等理化检查手段[1~6],明确了BPH 的病位及其器质性病变的客观存在,从而区别于能够引起"癃"和"闭"的其他病种。这种认识上的飞跃,无疑将有利于寻求更具有针对性的治疗方法和进行大样本的临床资料总结。

（二）病因病机的认定

中医根据《素问·灵兰秘典论》之"三焦者,决渎之官,水道出焉"的理论,认为本病的病因病机不出三焦的范围,主要是肺、脾、肾三脏功能失调,只有当出现了宏观的血瘀或痰结的脉症时,始认为是因瘀和/或因痰。现代中医结合辨病,认识到,虽然 BPH 的排尿困难程度并不完全取决于腺体的大小,但 BPH 患者都存在着前列腺腺体组织增生这一病理性改变,则是无一例外的。从中医辨证的角度来看,组织增生肥大属于"癥"和"积"的范畴,而"癥"和"积"的病因病理,非瘀即痰,或亦瘀亦痰[3~6]。换言之,只要是明确了 BPH 的诊断,即使尚未出现宏观的"血瘀"和"痰结"的脉症,现代中医亦认定因瘀、因痰。其病因病机可概括为:年老体虚,因虚致实,先虚后实,本虚标实[3~6]。虚,在肺、脾、肾(尤其是肾);实,为前列腺组织增生(癥积)。这样从辨证与辨病的结合上来认识 BPH 的病因病机,为中医治疗 BPH 开拓了新思路。

二、辨证论治

一般根据"暴闭多实,久瘀为虚。实证以通利为主,虚证以补益为宜"的原则,或辨证求因,分型论治,或固定成方,辨证加减。

（一）分型论治

由于所观察病例的病程的差异,对 BPH 有分 4 型、5 型,亦有分为 2 型的。

胡氏报道的 28 例中,分为 4 型:阴虚火旺 8 例,予知柏地黄汤加减;肾阳虚亏 12 例,予金匮肾气加减;瘀血内阻 4 例,予桃红四物汤加减;湿热下注 4 例,予八正散加减。连续 2 个月的治疗,临床治愈 13 例,显效 9 例,有效 5 例,无效 1 例。直肠指检治愈 8 例,显效 12 例,有效 5 例,无效 3 例。同时配合外治,即以每天内服药渣的第三煎药液坐浴以及患者自我按摩会阴部,每日 20~30 分钟,认为这是"提高疗效的重要一环"[7]。

若将上述"阴虚火旺"和"肾阳虚亏"统归为"肾虚",则成肾虚、瘀阻和湿热 3 型,分别给以补肾、化瘀和清利[8~9]。考虑到证候的兼夹,俞氏在运用补肾法和清利法的同时,均加了穿山甲、皂刺、路路通、川牛膝等活血通瘀药。在运用化瘀法时,兼用了化痰软坚法,如加用海藻、昆布、海浮石等[8]。而林氏在补肾时,则侧重于补肾阳,桂、附并用;在清剂利湿热时,兼顾养肾阴,合用知柏地黄汤加味[9]。可见,分型并非一成不变,临床只有紧密贴切脉症加减用药,方能充分发挥辨证的灵活性和针对性。

张氏观察 BPH 82 例,分为 2 型:湿热蕴结 38 例,药用金银花 30 克,瞿麦、萹蓄、木通、甘草梢、牛膝各 10 克,大黄 5 克;脾肾阳虚 44 例,药用党参、黄芪各 15 克,乌药、附子、巴戟天、橘核、茯苓、穿山甲、车前子、女贞子各 10 克。前列腺质较硬者加三棱、莪术;血尿重加三七、白茅根;尿浊甚加萆薢、芡实;尿闭加䗪虫、蟋蟀;腰间重者加杜仲、桑寄生;性功能减退者加阳起石、淫羊藿。结果:两型分别显效 18 例、15 例,有效 16 例、20 例,无效 4 例、9 例,有效率为 89%、79.5%[10]。

(二)基本方加减

1. 针对 BPH 本虚标实的病机,众多学者咸从扶正活血化痰立法

扶正活血化痰:谢氏等观察 34 例 BPH,其中多数为曾用雌激素、克念菌素、前列通、前列康类药物治疗效果不理想者。药用甜苁蓉、锁阳、菟丝子或仙灵脾各 15 克,党参、黄芪各 20 克,枳实 10 克,益母草 30～50 克,炮山甲 10 克,象贝母 20 克,王不留行 15 克,湿热者加川朴、黄柏、知母、米仁,舌质光红、裂纹者加生地、天麦冬;腰酸甚者加续断、狗脊、杜仲。每日 1 剂,服药 6～7 周,观察临床症状和 B 型超声波及尿流率复查,取得了总有效率 94.12% 的效果[1]。张氏自拟"升补化利汤":党参、黄芪各 20 克,桃仁、路路通、三棱、昆布、泽兰、马鞭草、车前子(包)各 10 克,升麻、炙甘草各 5 克,肉桂 3 克。伴肾阳虚加肾气丸或左归丸 10 克;伴肾阴虚者加六味地黄丸 10 克;伴尿血者加小蓟、蒲黄炭各 10 克;伴便秘加生大黄(后下)10 克;若尿潴留予以导尿或留置导尿管。服药平均 9 剂左右,32 例总有效率 93.75%。治愈病例中有 3 例复发,再予原方治疗后仍有效[5]。王氏等自拟"软坚通癃汤":生牡蛎(先煎) 30 克,海藻 12～15 克,地龙 18～30 克,虎杖 15～30 克,生黄芪 15～30 克,炮山甲 9～20 克,王不留行 9～15 克,丹参 15～30 克,当归尾 12～15 克,川牛膝、木通各 9 克。随证加减。治疗 BPH 5 例,分别服 6 剂和 7 剂者各 2 例, 8 剂者 1 例。药后诸症消失,拔除导尿管,小便通畅无阻,随访 2 年以上未复[11]。邹氏用基本方补阳还五汤加留行子、牛膝、琥珀、皂角刺、夏枯草、生牡蛎,在此基础上再随证加减。连服 15～45 剂,临床治愈 14 例,显效 18 例,有效 7 例,无效 2 例[12]。

扶正化瘀:黄氏报告用益气化瘀利水法治疗 BPH 伴尿潴留 20 例,基本方含生黄芪、党参、生白术、猪苓、巴戟肉、益母草、虎杖、紫荆皮、王不留行、蟋蟀、丹参、赤小豆、车前子、泽泻,结果痊愈 15 例,有效 3 例,无效 2 例[13]。陈氏用黄芪 20 克,党参、白术、当归、补骨脂、知母、黄柏、白芍各 10 克,升麻、枳壳各 6 克,冬葵子、生鳖甲各 15 克,肉桂 2 克(后下)。另服大黄䗪虫丸或桂枝茯苓丸。平均用药 75 天。观察 22 例中临床症状明显好转 18 例,稍见缓解 4 例,肛诊及 B 超提示前列腺较前缩小者 7 例[14]。许氏用"三黄桂甲汤";生黄芪 30～50 克,生大黄 9～15 克,生地 20～25 克,肉桂 3～6 克,穿山甲 6～10 克。并结合辨证分肾气亏虚、脾虚气陷、湿热下注和气滞血瘀 4 型,进行随症加减,治疗 BPH58 例,服药 4～8 周,总有效率 93.1%[15]。

扶正化痰:周氏报道单从扶正化痰立法,认为本病与"下焦痰核"相类似,其病变机理与脾肾两虚有关。运用基本方:党参、黄芪各 30 克,白术 10 克,茯苓、巴戟天、怀山药、海藻、昆布、橘核各 15 克。并随症加减。每日 1 剂,30 剂为 1 个疗程,连服 3～4 个疗程,治疗 BPH135 例,总有效率 85.9%[3]。

2. 针对 BPH 的排尿困难和尿潴留的主症,一些作者从利水立法

益气利水:董氏根据"中气不足,溲便为之变"的理论,运用补中益气汤合五苓散组成基本方,拟炙黄芪、炙甘草、人参、当归、陈皮、升麻、柴胡、白术、猪苓、泽泻、茯苓、桂枝等,治疗 BPH40 例,痊愈 27 例,有效 8 例,服药 8 剂仍无效者 5 例,总有效率 87.5%[16]。

温阳利水:于氏等用济生肾气汤加味:山萸肉、生地黄、茯苓、川牛膝、车前子、浙贝母各 15 克,山药 25 克,泽泻、丹皮、炮山甲、白术各 10 克,肉桂(后下)、熟附子(先煎 2 小时)各 6 克。并随症加减治疗 BPH33 例,显效 14 例,有效 18 例,无效 1 例[17]。

滋肾利水:胡氏用加味通关丸治疗 BPH 摘除术后排尿功能紊乱 48 例,痊愈 29 例,好转 16 例,无效 3 例,总有效率 93.7%。其基本方:知母、泽泻各 12 克,黄柏、山药、怀牛膝各 15 克,瞿麦 18 克,生地、熟地、茯苓各 25 克,枣皮、丹皮、桃仁各 10 克,肉桂(泡服)6 克,灯芯草 1 克为引。并随症加减,服药 12～54 剂[18]。

通瘀利水:马氏自拟"三子二壳通关汤",取冬葵子、地肤子、王不留行、海蛤壳 4 味通利小便之品兼通瘀,加枳壳行气消滞,佐少量官桂以助膀胱之气

化,随症加减。治疗 BPH43 例,结果临床控制 22 例,症状减轻 16 例,无效 5 例,总有效率 88.4%。对其中 29 例进行 2 年随访,总有效率 93.1%[19]。

三、专病专方

根据对 BPH 辨病和辨证相结合的认识,近年治疗 BPH 的固定成方不外乎从化瘀散结、清热利湿、健脾益肾立法,进行辨病论治。

(一)复方汤剂

有滋肾化瘀、凉血化瘀、化瘀散结和清热利湿 4 种。

滋肾化瘀:张氏自拟"消癃方"[20],陆氏自拟"化瘀地黄汤"[21],均取得较为满意的效果。前者由沉香 5 克(后下)、肉桂 1.5 克(后下)、黄柏 9 克、知母 9 克、石韦 9 克、车前子 12 克、当归 9 克、王不留行 12 克、赤白芍各 12 克、菟丝子 12 克、巴戟天 12 克、皂角刺 9 克、生甘草 3 克组成;后者由知母、黄柏、生地、山药、山萸肉、丹参、丹皮、茯苓、泽泻、牛膝、穿山甲、地龙、鳖甲、地鳖虫,加上少许肉桂组成。

凉血化瘀:对于 BPH 迁延日久出现血尿时,治拟标本兼顾,活血化瘀,凉血止血。李氏用"癃闭溺血汤":益母草 30 克,泽兰 15 克,当归 15 克,红花 10 克,生地 20 克,生地榆 15 克,蒲公英 30 克,栀子 10 克,景天三七 30 克[22]。

化瘀散结:朱氏认为 BPH 的"主要病变是自身体积增大",属中医"癥积"范畴。自拟通闭汤:炙鳖甲、炮甲片、皂角刺、昆布、酒大黄各 10 克,莪术 6 克,牡蛎 30 克,琥珀粉 2 克(另吞)。诸药相配,共奏化瘀散结,开闭通利之功。并继之以补中益气丸合大黄䗪虫丸善后[4]。

清热利湿:刘氏自拟"前列平汤",药用威灵仙、茯苓、小茴香、栀子各 30 克,地肤子 20 克,白茅根、金银花各 50 克,7 日为 1 个疗程。若出现急性尿潴留,可同时留置导尿管。观察 BPH 150 例,经治 1~3 个疗程,治愈 98 例,好转 48 例,无效 4 例[23]。

(二)单方成药

可归纳为以化瘀散结为主和以补肾益精为主 2 种类型。

化瘀散结:张氏自制"前列消冲剂",或药用黄芪、肉桂、制大黄、归尾、桃仁、山甲、王不留行、雷丸、夏枯草、海藻、土茯苓,按 3:0.9:1:1.5:1:1:

1.5：1：3：1.5：3 的比例,制成颗粒冲剂,每袋 10 克。每次 1 袋,1 日 2 次,治疗各型 BPH25 例,疗效显著,魏氏以单味水蛭治疗 BPH 例,显效 16 例,有效 5 例。用法是:水蛭研末分装胶囊,每次 1 克,每日 2 次,20 天为 1 个疗程,停用 1 周后行第 2 个疗程,总疗程需 3～9 个,水蛭总用量少则 120 克,多则 360 克,均未发现任何毒副反应。认为水蛭具有祛瘀散结、软化增生之前列腺的作用[24]。

补肾益精:谭氏用蛤蚧大补丸治疗包括 BPH 在内的老年夜尿频多症 86 例,总有效率为 95.3％。有 14 例每次排尿量有明显增加,这 14 例服药前均有明显前列腺肥大伴有尿频急、短少、排尿艰涩等症状,服药后这些症状均有明显的改善,尤其是膀胱对尿量的耐受性有显著的提高,提示本丸对老年 BPH 有一定的疗效。其药物组成:蛤蚧、巴戟、杜仲、狗脊、续断、枸杞、熟地、女贞子、当归、黄精、黄芪、白术、茯苓、怀山药、炙甘草。0.5 克/粒,每次 4 粒,每日 2 次,连服 40 天[25]。

四、外治法

(一)热水坐浴

有报道用芒硝、益母草、天花粉、生葱各 30 克,大黄、白芷、艾叶、车前草各 10 克,水煎后熏洗阴部,1 日 2～3 次,使用 10～20 天后,可使前列体明显缩小,尿流梗阻症状改变[26]。

(二)敷贴芒硝

芒硝 100 克,加开水 50 毫升,纱布浸蘸后湿敷小腹部,治疗属于湿热蕴结、膀胱闭阻的老年 BPH 尿潴留[27]。

(三)针灸、理疗

陈氏使用氦氖激光,循经取穴,进行穴位照射治疗,10 天为 1 个疗程,每日 1 次。选主穴:次髎、白环俞。气滞血瘀加中都、三阴交;肾气不足、肾阳亏虚加命门、关元、肾俞;湿热下注加阴陵泉、中极。具有激光和针灸的双重作用,未见过敏反应[28]。王氏报道用电磁针治疗 BPH 60 例,总有效率 98.33％[29]。

参考文献

[1] 谢嘉文,王文健,董竞成. 前列腺肥大症 34 例临床疗效观察[J]. 上海中医药杂志,1989 (7):7.

[2] 周智恒,夏卫平,蒋学土. 尿流率检查对诊治前列腺增生病的应用[J]. 上海中医药杂志,1989(8):2.

[3] 周家珩. 扶正化痰法治疗前列腺增生症 135 例[J]. 江苏中医,1991(3):19.

[4] 朱永康. 通闭汤治疗前列腺增生症[J]. 江苏中医,1991(3):19.

[5] 张宏俊. 升补化利汤治疗前列腺肥大 32 例[J]. 江苏中医,1992(4):8.

[6] 张慎斌. "前列消冲剂"治疗前列腺增生症[J]. 江苏中医,1993(2):16.

[7] 胡海翔,郝刚. 治疗老年性前列腺增生 28 例疗效观察[J]. 江西中医药,1990,21(2):15.

[8] 俞喻,等. 辨证论治前列腺增生症 50 例疗效观察[J]. 内蒙古中医药,1990,9(4):6.

[9] 林君玉. 85 例前列腺肥大症临证经验[J]. 江苏中医药,1990(11):14.

[10] 张振东,冯克谦. 辨证治疗前列腺增生症 82 例疗效观察[J]. 河北中医,1992,14(5):31.

[11] 王先庆,郝军. 软坚通癃汤治疗老年性前列腺肥大 5 例[J]. 中医杂志,1992,33(7):18.

[12] 邹世光. 加味补阳还五汤治老年前列腺增生 41 例[J]. 浙江中医杂志,1993,28(2):57.

[13] 黄荣昌. 益气化瘀利水法治疗前列腺增生症伴尿潴留 20 例[J]. 浙江中医药杂志,1990,25(11):493.

[14] 陈新瑞,徐福松. 益气升清法为主治疗男科疾患的体会[J]. 江苏中医药,1991(2):7.

[15] 许锦青. 三黄桂甲汤治疗前列腺肥大 58 例[J]. 新中医,1993,25(3):26.

[16] 董学久,施春艳,姜波. 前列腺肥大 40 例治验报告[J]. 吉林中医药,1990(2):13.

[17] 于景献,王丽莉. 济生肾气汤加味治疗前列腺肥大症[J]. 云南中医中药杂志,1993,14(3):39.

[18] 胡兆满. 加味通关丸治疗前列腺肥大摘除术后排尿功能紊乱 48 例疗效观察[J]. 湖北中医杂志,1989(3):16.

[19] 马仁美. 43 例前列腺肥大的临床观察[J]. 上海中医药杂志,1991(4):18.

[20] 张寿永. 消癃方[J]. 中医杂志,1989(7):27.

[21] 程士德,喻森山,章真如,等. 活血化瘀法在疑难杂证中的运用[J]. 中医杂志,1990
(9):9.

[22] 李超. 勿忘前列腺疾患引起的血尿[J]. 中医杂志,1991(9):7.

[23] 刘冰,张茵洲,徐德风,等. 前列平汤治疗前列腺增殖症 150 例[J]. 辽宁中医杂志,
1991,18(9):19.

[24] 魏世超. 水蛭治疗前列腺肥大症[J]. 中医杂志,1993(4):198.

[25] 谭健. 蛤蚧大补丸治疗中老年夜尿频多症 86 例[J]. 新中医,1992,24(12):48.

[26] 贾美华. 芒硝熏洗、坐浴治疗前列腺肥大[J]. 中医杂志,1993,34(10):582.

[27] 杨德明. 芒硝治癃闭、神经性皮炎[J]. 中医杂志,1993,34(10):584.

[28] 陈剑平. 氦氖激光治疗前列腺增生及前列腺炎 64 例[J]. 新中医,1993,25(5):37.

[29] 王祥福,王建德,冯志庆,等. 电磁针疗前列腺增生症 60 例[J]. 陕西中医,1993,14
(4):174.

收录于《江西中医药》1996 年第 27 卷第 1 期

第二部分

医案

溃疡性结肠炎治例 1 则

徐承祖

一、病历摘要

患者,闵××,男,35 岁,干部。1963 年 1 月 4 日初诊。

于去岁秋初患腹痛、下痢,经某医院内科治愈。复于 11 月中旬患痢下不爽,肛内灼痛,经原医院诊断为溃疡性结肠炎,曾服用磺胺药、氯霉素、四环素、克泻利宁等西药,住院治疗月余,主证解除而出院,但大便终未成形。不逾数日,复见腹痛,大便虽一日一次,然皆白色黏液胶冻和鲜血,继之以少许稀粪,并伴有剧烈的肛内辣痛、里急后重,入某医院中医科治疗,服药后诸症未减,渐至不能坚持工作。

患者面色萎黄而神不瘁,唇红,舌苔黏腻黄厚、质干微红,口干不渴欲,食欲不振,每进荤食油腻,痢辄严重,身不热,体温 37.1℃,小溲黄,大便每日十数行,脉来实大有力,腹平软,下腹部微痛,按之则剧。

初诊:无形之湿热与有形之积滞,熏蒸蕴结,胶结为病;痢血久而量多,阴血暗伤;故见舌苔黏腻黄厚、质干微红,脉来实大有力。法当清热、化湿、育阴、导滞相须为用。处方:白头翁一两,黄连二钱,黄柏三钱,秦皮三钱,黄芩三钱,阿胶二钱,白芍三钱,楂炭二钱,生川军三钱(1 帖,1 日分 5 次服)。

再诊:药后便解秽浊稀粪颇多,腹痛随利而衰,后重为之一快;舌苔黄厚较褪,实大之脉转软,惟痢下赤白,肛痛依然。处方:前方去生军,加木香一钱五分,槟榔三钱(2 帖,每日 1 帖,分 5 次服)。

三诊:里急后重已除,肛痛依然严重,每日登圊数次;痢虽减,而其来必阵下急疾;舌苔白腻、中滑边尖红,脉弦、沉候无力;虚寒之端倪已露,再参以温摄固涩。处方白头翁五钱,川连一钱,黄柏二钱,阿胶四钱,白芍三钱,赤石脂四钱,炮姜一钱,甘草一钱,白术二钱,粳米一撮(1帖,1日分5次服)。

四诊:肛内灼痛十去五六,白冻已无,下血亦减,其来依然阵下,每日登圊仅二三次;药已见效,毋事更张。处方:前方加煅龙骨四钱,海螵蛸三钱,五倍子二钱,三味均研末吞(3帖,每日1帖,分5次服)。

五诊:大便成形,舌苔微腻,纳谷日增,已转佳象;乃取前几次汤方药味略事增损为主,更参以健脾和胃之品,配成丸方以善后。追访8个月,未见复发。

二、体会

本病由于湿热与积滞交结,熏蒸胶固,故骤难排解;而邪踞日久,每成邪实正虚,于是构成类似休息痢反复发作,故本例前四诊终未离开清热化湿一途,恐其余邪复燃,即五诊的善后方亦未舍此法。经运用"湿热致痢"之说而施治,确有其疗效。服药法采少量多次频服,取其作用的持续,获效较满意。

溃疡性结肠炎,又称慢性非特异性溃疡性结肠炎,为一顽固而重笃的慢性疾患。目前尚难说明其病因,也少满意的疗法;本病在祖国医学范畴中,可以按治痢疾之法而论治,也有的可按泄泻而论治。

收录于《上海中医药杂志》1964年第6卷

肠痈合并肝痈

徐承祖

患者,张××,男,4 岁,住院号 783268。

发热 4 天,腹痛一天余,于 1978 年 9 月 23 日入院。入院时印象为阑尾穿孔合并腹膜炎,经红霉素、氯霉素等保守治疗 2 天,腹腔脓液从直肠穿破,大便每日 7 次,腹胀减轻。体温仍波动于 38℃左右。右下腹仍感疼痛拒按。入院后 9 天,腹痛未改善,体温逐步上升,直肠刺激症状明显,大便不易解出。血检:白细胞计数 18700/ml,中性 88%,淋巴 12%。考虑盆腔脓肿。第 10 天,右下腹压痛减轻,右上腹压痛明显。肝在肋下 5 cm,局部皮肤有凹陷水肿。超声波探查:肝肋下 4～5 cm,腋中线肋下见液平 2.5～3 cm。提示肝脓肿,脓肿位于肝右叶前侧。腹部透视:结肠与小肠普遍积气,肝右叶增大。

外科内科会诊认为:目前该患儿肝脓肿可以确诊,切开引流或保守治疗的危险性均较大。乃于入院第 12 天结合中医诊治:患儿脘腹膨胀,疼痛拒按,呻吟不已。身热,大便 3 日未解,小便黄,舌苔黄厚,脉数。证属热毒积滞,法当通里攻下,清热解毒。宗大承气汤加味:炒枳实 6 克、川厚朴 6 克、金银花 30 克、连翘 10 克、黄芩 10 克、蒲公英 15 克、生甘草 3 克、延胡索 8 克、川楝子 8 克、生大黄 6 克(后下)、元明粉(和服)3 克。当日下午及翌日上午各服一剂。

当第二剂中药服完头煎,患儿便解 4 次,为褐色稀粪及黏液,味腥臭,腹胀、腹痛均随之减轻,体温降至 37～37.5℃。服完二剂,再予处方:炒枳实 6 克、川厚朴 6 克、金银花 30 克、连翘 10 克、鱼腥草 30 克、蒲公英 15 克、生甘草 3 克、丹皮 6 克、赤芍 6 克、生薏米 15 克、生大黄 6 克(后下)。二剂。

入院第 13 天,输血 150 ml,改用庆大霉素及青霉素。第 15 天,患儿体温降至正常。血检:白细胞 8600/ml,中性 72%,淋巴 25%,酸性 3%。胃纳日增,腹部触压痛亦好转。肝脏仍肿大,有压痛,但其表面皮肤凹陷浮肿消失。食后仍感腹胀,大便虽每日二三次,但解而不畅,舌苔黄厚。证属毒热积滞,尚未廓清。仍宗前方,稍事增损,续服中药廿七剂(中途因患儿饮食不节,致腹胀一度加重,于上述基本处方中加过麦芽、楂炭、莱菔子、鸡内金等消导之品;又因入睡汗如雨淋,加过参、芪等益气固表之品)。入院第 27 天超声波复查:肝脏明显缩小,肋下 2.5 cm,肝区液平已消失。于入院第 40 天痊愈出院。

【按】本例细菌性肝脓肿,系由阑尾穿孔腹膜炎所致,中医诊为肠痈合并肝痈。患儿入院 11 天以来,虽经大量抗生素等积极治疗,但腹痛、腹胀并未解除,体温上升,血象增高,大便先是热结旁流,继之 3 日不解。痞、满、燥、实四证悉具,故决然应用大承气汤加清热解毒之品,一日二剂,釜底抽薪,使患儿化险为夷。此后,根据其腹胀程度和舌苔黄厚等征象,即使患儿大便每日 2～4 次,只要有解而不畅感,处方始终扣紧通里攻下这一环,直至痊愈出院。当然,西药抗生素以及输液、输血等支持疗法,亦起了一定的作用。

收录于《江苏中医杂志》1982 年第 3 卷第 2 期

术后癃闭

徐承祖

患者,徐××,男,22岁,住院号:784085。

因急性阑尾炎,于1978年12月2日入院,立即行阑尾切除术。术后5天来,小便点滴不解,少腹胀满,曾用按摩、暗示等方法,罔效。症状靠导尿暂时缓解。患者自诉腹痛、腹胀,且导尿时尿道刺痛难忍。

术后第7天下午,邀余前往会诊:大便已7日未解,小便癃闭,脘腹胀满,舌苔白厚,脉滑数。体温37.7℃。证属阳明腑实,气化不利。治以通里攻下,化气利水。方选小承气汤加味:川厚朴10克、枳实10克、生大黄10克(后下)、槟榔30克、川牛膝10克、车前子30克(布包)、黑白丑(各)15克、飞滑石30克(布包)、火麻仁30克、郁李仁15克,二剂。嘱当日下午服完一剂,至午夜如不大便,续服第二剂。

翌日上午,上药二剂已服完,解果酱样大便3次,小便亦随之而解,惟排尿尚不流畅,苔白厚,脉滑。气滞腑实,尚未衰其大半。再从阳明论治,用原方减其制:川厚朴10克、枳实10克、生大黄5克(后下)、槟榔30克、川牛膝10克、车前子30克(布包)、黑白丑(各)15克、飞滑石30克(布包),二剂。12月11日,患者小便流畅,体温正常。

【按】阳明腑实型的术后癃闭,不乏其例。笔者再举两例,又如封××,女26岁(住院号790346),产后会阴缝3针,4天来,二便不能自解;蒋××,男25岁(住院号793188),肛裂术后7天来,小便闭,大便稀,解而不畅。均是运用通下法取效。

癃闭的病机,其虚者,或由肾虚火衰,或由中气不足;其实者,或由湿热下注,或由浊瘀阻塞。笔者认为,尚有"阳明腑实"以致膀胱气化不利者。

《灵枢·本输篇》："闭癃则泻之"；《景岳全书》："或破其气，或通其滞"，均指出了治疗实证癃闭的基本法则。考承气汤之方义，正如柯韵伯云："诸病皆因于气，秽物之不去，由气之不顺也，故攻积之剂，必用气分之药，因以承气名汤"。用以治疗阳明腑实型癃闭，盖取其破气通滞、促进膀胱气化之功尔。

收录于《江苏中医杂志》1982 年第 3 卷第 4 期

二仙汤合桃红四物汤治疗前列腺增生症 32 例

徐承祖

被称为中老年男性"职业病"的良性前列腺增生症(BPH),近几十年来在国内的发病率有所上升。笔者在门诊运用二仙汤合桃红四物汤,内服外敷,辨证治疗 BPH 32 例,取得较好疗效。现小结如下:

一、临床资料

年龄:52～59 岁 4 例,60～69 岁 9 例,70～79 岁 18 例,80 岁以上 1 例。

症状:均有不同程度的尿频、夜尿增多、排尿困难、尿流变细以及尿后滴沥等。32 例中,血尿(肉眼)2 例、有急性尿潴留史者 4 例。

检查:经直肠指检前列腺均有不同程度增大,中央沟变浅或消失。其中 28 例经 B 超检查,Ⅰ°增生 9 例,Ⅱ°增生 16 例,Ⅲ°增生 3 例。

舌象:舌淡,苔薄白,舌胖 9 例;舌淡紫,苔薄白,舌胖、边有齿印 15 例;舌淡,苔薄黄 6 例;舌红,苔黄厚腻 2 例。

病程:半年以内者 3 例,1 年者 9 例,2 年者 15 例,3～8 年者 5 例。

二、治疗方法

二仙汤合桃红四物汤:仙灵脾、仙茅、巴戟天各 15 克,当归、赤芍各 15 克,生地黄 20 克,知母、黄柏、川芎、桃仁、红花各 10 克。

用法:每日 1 剂,复煎与首煎液混合,分 2 次温服。重症每日 2 剂。药渣装入布袋蒸热,会阴部热敷,每日 2～3 次。同时,对辨证为肾阳虚的 24 例常规服用肾气丸,辨证为肾阴虚的 8 例常规服用六味地黄丸。半个月为 1 疗程,连服 3 个疗程。禁烟酒、辛辣、油腻等刺激饮食。

三、疗效观察

疗效标准：① 显效：尿流通畅，夜尿＜2次，直肠指检及B超检查均提示前列腺体基本恢复正常大小；② 有效：尿频、排尿困难等症状改善或减轻，直肠指检及B超检查前列腺体有所缩小，但未恢复正常；③ 无效：服药1疗程后，症状无改善，直肠指检及B超检查前列腺体均无明显变化。

治疗结果：显效8例（占25％）；有效22例（占68.75％）；无效2例（占6.25％）。总有效率为93.75％。

四、病案举例

患者，董××，男，66岁，退休干部，1993年1月6日初诊。

患者宿疾高血压病，常规服西药降压。5年前曾因尿频、尿流不畅、溺后余沥，在北京某医院确诊为前列腺增生症。一直服雌激素及前列康等药治疗。近2天来竟至小便滴沥难解，尿道涩痛。刻诊：患者面红气粗，头汗淋漓，少腹胀满如覆杯，按之痛甚，坐立不安，呻吟不已，大便2天未解。舌质淡紫，舌体胖，边有齿印，苔薄白，脉细弦。T 37℃，BP 160/100 mmHg，直肠指检：前列腺Ⅰ°增大，质稍硬，B超提示：前列腺52 mm×42 mm。脉症合参，此乃老年肾阳亏虚，瘀阻下焦，气化不利，发为"癃闭"。治以益肾温阳，活血化瘀，方选二仙汤合桃红四服肠内服外敷，1日2剂。同时常规服金匮肾气丸。当日药服2剂后，大便得解，小便随之亦解，但仍不畅通，BP 140/90 mmHg，继续治疗2天后，尿痛解除，尿流变粗。改为每日1剂，连服40余剂后，小便通畅，夜尿＜2次，B超检查前列腺恢复至Ⅰ°。

五、讨论

二仙汤由温肾阳的仙灵脾、仙茅、巴戟天，泻相火而滋阴的黄柏、知母和养血而调冲任的当归组成；桃红四物汤由养血活血的地、芍、归、芎和活血化瘀的桃仁、红花组成。二仙汤与桃红四物汤相合，正是为肾虚血瘀的病机而设。因此，笔者用来治疗前列腺增生症。同时，配合辨证选用金匮肾气丸和六味地黄丸，无非是为了分别加强温肾阳和滋肾阴的力度，使立法处方更贴切病机。考肾气丸的适应证，仲景原意就有"少腹拘急，小便不利"或"小便反多"等症,这与 BPH 的临床表现颇为一致。

本组 BPH32 例中,有 18 例存在程度不同的便秘症状,除 1 例无效外,其余 17 例均通过治疗解除了便秘,而处方中并未用通便药。究其原理,自然与桃仁、地黄、当归、知母等的养血润肠作用不无关系,同时,是否也与肾司二便,肾气得充,二便乃通的机理有关,尚待临床进一步验证。

此外,本组采取了药渣热敷会阴的方法,内外兼治。这对于改善前列腺局部血液循环,减轻充血肿胀,促进药物吸收,缓解尿道梗阻,其作用也是不可忽视的。

收录于《南京中医药大学学报》1995 年第 11 卷第 4 期

从瘀论治病案四则

徐承祖

家父徐则先,副主任中医师,系江苏省名中医之一,出身中医世家,行医50余载,建国初期,即名噪江苏金湖和安徽天长一带。许多疾病从瘀论治,每每得心应手。现举验案4则,以窥其一斑。

一、热入营血从瘀论治

患者,华某,男,23岁,农民。1962年10月15日诊。湿温发热有汗不解已13天,西医诊为肠伤寒,用过合霉素(当时缺氯霉素)等西药,4天来热不退,大便隐血试验阳性,周围血象偏低。家父诊得:发热已近两候,汗出不解,稽留在38～39.6℃之间,朝轻暮重。入暮则神志昏糊,烦躁少寐,谵语妄言,小溲黄赤,大便溏,色黄褐,日3～4次。舌红绛而干,无苔,口干,唇焦,齿焦,龈间结瓣色紫,脉细数。良由湿热化燥化火,深入营血所致。治以清营养阴,凉血化瘀。清营汤合犀角地黄汤出入:水牛角15克(磨汁和服),生地黄20克,玄参、麦冬、赤芍各15克,丹皮、丹参、连翘、大黄炭各10克,黄连3克,金银花、生地榆各30克。2剂,日1剂,水煎服。

10月17日复诊:身热减轻,上午38℃,下午38.8℃,神志渐清,夜寐稍安,但入暮仍时有糊语喃喃。守上方,续进2剂。

10月19日三诊:身热又减,晨起37.2℃,入暮37.8℃,谵语已止,大便溏,色转黄,日2次,舌红绛转润,龈间结瓣亦褪,脉细,大便隐血试验阴性。邪退阴虚,上方去水牛角、黄连,加鲜石斛30克,服3剂。后因夜热早凉,体温稽留在37.5℃左右,以沙参麦冬汤合青蒿鳖甲汤出入,服6剂而痊。翌年秋,患者带乡邻就诊云:未曾复发。

按:《灵枢·百病始生》云:"阳络伤则血外溢,血外溢则衄血;阴络伤则血内溢,血内溢则后血"。本例湿温化燥化火,迫血妄行,上灼阳络,则龈间结瓣色紫;下伤阴络,则大便隐血;中扰心神,则心烦神昏谵语。对于热入营血的辨证,家父十分推崇叶天士辨舌验齿,认为温病结瓣龈间,便是"耗血动血"的标志,是"直须凉血散血"的指征,而无须坐待其他症状的出现,拘泥于入营、入血先后层次,何况本例不仅龈间结瓣色紫,而且大便隐血阳性,二者均为"离经之血","离经之血"即是血瘀。故方选清营汤合犀角地黄汤去竹叶,加地榆凉血止血、大黄炭化瘀止血,并以价廉易得的水牛角易犀角,共奏清营解毒、凉血散瘀之效。

二、污秽之血从瘀论治

患者,纪某,男,58岁,干部。1982年5月3日诊。罹高血压病2年,不规则地服用复方降压片等西药。近1个月来,复方降压片用至每次2片,每日3次,但头昏胀痛、耳鸣、寐少梦多诸症有增无已,血压一直徘徊于168/108 mmHg。西医诊断高血压Ⅱ期、高脂血症、冠心病。转中医诊治。症见:形体丰腴,面色红润,午后面部烘热,急躁易怒,甚则心悸、胸闷。舌淡苔薄黄,脉弦。此乃肝阳上亢所致。拟方平肝潜阳,天麻钩藤饮加减,3剂,每天1剂,水煎服。同时,仍服复方降压片,2片,每日3次。

5月16日复诊:血压降至160/100 mmHg,但头昏胀痛、耳鸣、心烦、易怒等症所减无几。因思患者平素嗜进肥甘,血脂较高。胆固醇7.2 mmol/L,甘油三酯3.2 mmol/L。血液成分的异常,可理解为中医的"污秽之血为血瘀"。加之心电图提示:左室肥大,心肌缺血。"缺血"属血流不畅,也应作血瘀论。故拟方在平肝潜阳的基础上,参以活血化瘀。取天麻钩藤饮合桃红四物汤出入:钩藤60克(后下),天麻15克,白蒺藜、决明子、川牛膝、白芍各15克,生地、丹参、失笑散(包)各30克,桃仁、红花、川芎、当归各10克,三七粉5克(冲服)。3剂,每日1剂,水煎服。原复方降压片服法不变。并嘱注意休息,起居有常,节肥甘。

5月19日三诊:血压已降至135/88 mmHg,头昏胀痛、耳鸣、心烦易怒等已减大半,夜寐亦安。嘱将5月16日方续服5剂,复方降压片改作1片,每日3次。嗣后,守方续服30余剂,复方降压片减至1片,每日2次。

6月29日复查,血压140/90 mmHg。胆固醇5.4 mmol/L,甘油三酯1.29 mmol/L。心电图:ST-T改变基本恢复正常,左室肥大。诸症悉除。

按:本例高血压病,表现为一派肝阳上亢的症状,初诊按照中医传统的辨证论治,运用平肝潜阳的天麻钩藤饮,原无可非议,但奏效不佳,家父能自觉吸取现代医学之长为我所用,将辨证的目光深入到微观领域,尝试着对血脂偏高和心肌缺血从血瘀论治,平肝潜阳合活血化瘀,双管齐下,前后守方服药40余剂,取得了较为满意的疗效。

三、色素沉着从瘀论治

患者,阮某,女,52岁,职工。1979年6月3日诊。面部两颊见黄褐色斑块已半年余,近月来斑块面积渐趋扩大,色渐转深。询之:近2年来经期紊乱,或2月一至,或3~4月一至,经量多、色紫、夹血块。其夫代诉:患者近年来性情改变,或急躁易怒,或自卑多疑。舌淡紫,苔薄白,脉沉细。证属冲任不调,肝郁络瘀。治以调冲任,疏肝郁,和络瘀。桃红四物汤合二仙汤出入:桃仁、红花、川芎、土鳖虫、巴戟天、柴胡、枸杞子各10克,当归、丹参、淫羊藿、仙茅各15克。生地、赤芍各20克,每日1剂,水煎服。服22剂后,曾因暑湿感冒停服。改用藿香正气水1周后,于7月4日恢复服原方,又续服21剂。

7月26日复查:面部黄褐色斑块已去大半,嘱暂停服药,1个月以后复查再议。

8月25日诊:面部黄褐色斑块业已褪净。追访1年未复发。

【按】本例为一典型的更年期综合征案。患者年逾"七七"。一方面,冲任脉虚,相火与阳虚并存,同时伴有肝郁不舒;另一方面,月经不调,经色紫,夹血块,是胞络瘀阻。面部黄褐色斑块,也属络瘀。家父诊治面部黄褐斑,并不单纯从调冲任着手,而是抓住其血瘀的本质,着力于调气和血化瘀,俾经脉通而斑块去。本例在停药1个月之后,斑块始告褪净,说明某些慢性病服药奏效的滞后性,提示"善药不计骤功",守法守方是十分必要的。

四、肠痈从瘀论治

患者,任某,女,39岁,农民。1964年10月29日诊。两侧下腹部疼痛,伴白带增多9天。肌内注射青霉素、链霉素4天后,症状不减,反而发高热,体温

40℃，下腹痛扩散至全腹。血象：WBC $12.2×10^9$/L，N 0.77，L 0.22，H 0.1，RBC $3.82×10^{12}$/L。西医妇科诊为：急性盆腔炎合并急性弥漫性腹膜炎。继续输液和肌注青霉素、链霉素的同时，请家父会诊。患者腹满胀痛拒按，反跳痛明显，以两侧少腹尤甚，呻吟之声不绝于耳。被动体位，踡曲而卧。身热，口干，唇燥，小溲灼热黄赤，大便 5 日未解，黄带淋漓。舌淡紫苔黄厚糙，脉洪数。证属下焦瘀热，阳明腑实，治以泄热化瘀通腑，方选大黄牡丹皮汤合大承气汤出入：丹皮、桃仁、厚朴、枳实各 10 克，冬瓜仁 30 克，赤芍 20 克，金银花、蒲公英、败酱草、生薏苡仁各 30 克，连翘、丹参各 15 克，生大黄 10 克（后下），玄明粉 5 克（冲服）。2 剂，上、下午各 1 剂，当日服完。

10 月 30 日复诊：药后泻下 7～8 次酱色稀粪，腹满胀痛减轻，体温 38.7℃。原方去玄明粉，再服 3 剂，每天 1 剂。

11 月 3 日三诊：大便每天 2～3 次，质稀，色转黄；黄带如注，质稠，味腥臭；腹胀已除，腹痛局限至左少腹，按之有包块如鹅卵大，压痛明显。体温 37.6℃。舌质淡紫，苔黄，脉细数。此乃败血凝滞，结成癥癖。治当化瘀通络，清热解毒。药用桃仁、红花、丹皮、川芎各 10 克，生地、丹参、赤芍各 15 克，三棱、莪术各 10 克，土鳖虫 10 克，金银花、败酱草各 30 克，连翘、川牛膝各 15 克，生大黄 10 克。5 剂，每天 1 剂。药后身热已平，腹痛大减，带下趋少，包块有所缩小。仍原守法，大黄改作 5 克，续服 18 剂，诸症告痊，包块消失。

【按】家父认为，各种内痈、外痈无不与血瘀相关。盖"血受热则煎熬成块"，血瘀既是痈证病理产物，反过来又成为新的致病因素。热症与血瘀相因为患，这是痈证的基本病机。因此治痈不清热解毒不行，不活血化瘀亦非其治也。家父在诊治本例肠痈时，始终扣紧化瘀通络这一环，取得了比单用西药抗菌消炎更为明显的疗效。

收录于《安徽中医学院学报》1996 年第 15 卷第 5 期

内 科

外感发热（风寒表证）

患者，闵某某，女，76岁。

初诊：2017－09－30

主诉：身热心烦1月，加重4天。

病史：近1月来反复恶寒，继之全身烦热，夜间尤甚，心烦不寐，头痛口苦，汗出后诸症缓解。体温未测。无咳嗽气喘，无皮疹消瘦，无口渴多饮。未诊治。近4天来上述症状发作频繁，食纳尚可，二便尚调。既往"高血压"病史10余年，服药可控制。近2年来每至初秋时节均有上述类似症候发作，都是吾师徐老诊治，予中药汤剂数帖后解除。现测体温36.5℃，血压160/80 mmHg，面色如常，舌红苔薄黄，脉弦。

诊断：发热（热郁少阳，营卫不和）

治法：和解少阳，调和营卫

方药：小柴胡汤合桂枝汤加青蒿

春柴胡10克	黄芩10克	法夏10克	党参30克
生姜5片	大枣5枚	桂枝10克	白芍10克
甘草5克	青蒿30克		

4剂，每日1剂，水煎服。

二诊：2017－10－09

患者服药后未取汗，发热如前，乃自行按上方再进4剂。现仍感发热未除，体温37.8℃，血压140/70 mmHg，舌红苔少，脉弦。诊为发热，邪热入里，予清热养阴。中成药银翘解毒胶囊、蓝芩口服液及去感热口服液常规剂量口服。

方药:当归六黄汤加味

当归10克	黄芪30克	生地30克	熟地30克
黄芩10克	黄连5克	黄柏10克	知母10克
银柴胡10克	地骨皮30克		

4剂,每日1剂,水煎服。

三诊:2017-10-19

发热未除,恶寒较前显著,时有汗出,胃纳一般,口不渴,二便调。查体温37.0℃,血压150/80 mmHg,舌淡红苔薄白,脉弦。治以调和营卫,解肌发表。

方药:桂枝汤加味

桂枝12克	白芍10克	生姜10克	甘草6克
大枣4枚	荆芥10克	防风10克	前胡10克
羌独活(各)10克			

4剂,每日1剂,水煎服。

半月后经其介绍邻居来徐老处就诊,代诉该患者三诊服药后诸症皆平,未再复发。

【按语】 据患者自述,她去年和前年的秋天,都有过一次发热出汗,均是经徐老诊治,口服几剂汤药一次诊治即告愈,惜未保留处方底根。今年秋天又发热出汗,与前两年一样症候,但服药16剂后,迁延将近20天,方获痊愈。此处初诊,连服8剂小柴胡汤合桂枝汤加青蒿,不效。二诊受"热者寒之"之囿,更将寒凉药用到极致,大剂量中成药与汤剂并进。服4剂,不但热不退,反增加了恶寒的程度。此时患者情绪有点不耐烦,恳求徐老使用去年和前年的处方,"拿出真本事来"。遗憾的是,前两年的处方用药无从稽考。徐老抓住"有一分恶寒,便有一分表证"的辨证要点,投以桂枝汤,加重桂枝用量以调和营卫,再加荆芥、防风、羌活、独活、前胡以发散风寒,服后诸症皆平。

有谚曰:"千方易得,一效难求。"在总结本案的经验教训时,徐老说:"难"就难在"谨守病机,灵活辨证"上。徐老分析,该患者年逾古稀,又罹患高血压病10余年,虽已服西药将血压控制,但潜在的脏腑盛衰、阴阳气血偏颇不易纠正,"邪之所凑,其气必虚",此为内因;连续三次发病于初秋,均与时令有关。盖夏末秋初,"秋老虎"余威尚在,毕竟季节更替,势不可挡,天地间难免有寒凉外邪不期而至,令众多伴有基础病的老年患者猝不及防,发为外感热病。

此所谓外因通过内因而起作用也。回首本案诊治过程，徐老认为，有两点不可拘泥："第一，热性病的六经传变或卫气营血传变的时日，不可拘泥。'有一分恶寒，便有一分表证'。"本案患者虽然来就诊时已经是发热1个月之久，但因始终恶寒与发热并存，所以应该还属风寒表证。还适合"其在皮者，汗而发之"。现在回过头来看，如果初诊时就坚持用桂枝汤加发散风寒药，也许不至于近20天才痊愈。第二，"热者寒之"不可拘泥。"热者寒之，寒者热之"是中医治病的常法，但要讲辨证，要看病性寒热的原因，所谓"治病求本"。风热表证用辛凉解表，银翘芩连之类；风寒表证用辛温解表，麻桂羌防之类。不能一见发热，就用辛凉，甚则大寒之品，而对于发热由于风寒引起，应该使用辛温解表的，则不敢自信，宁可用银翘、芩、连后不见效也不敢用麻桂羌防之类，以免招致"火上加油"的非议。殊不知，这是对"热者寒之"的片面理解。

（吕承菲整理）

痹证（阳虚寒凝）

患者，杨某某，女，53岁。

初诊：2018－04－11

主诉：右臂发麻疼痛不适反复发作3年，加重3天。

病史：既往有"颈椎病"病史，3年前开始常觉右臂发麻，酸痛不适，曾外贴"膏药"（具体膏药名称不详）治疗，症状时有缓解，未予重视，近3天症状明显加重。

刻诊：右臂酸痛发麻，上举维艰，遇冷风加剧，畏寒，常自汗出，动则尤甚。腰肢酸软不适，食纳尚可，大便通畅，小便正常，夜寐尚安，舌质淡苔薄白，脉沉紧。

诊断：痹证（阳虚寒凝）

治法：温阳散寒，除湿通络

方药：阳和汤加味

麻黄6克	炒芥子10克	熟地30克	鹿角胶3克
肉桂3克	炮姜6克	甘草3克	当归10克
川芎6克	独活10克	桂枝6克	威灵仙10克

| 防风 6 克 | 杜仲 10 克 | 天麻 6 克 | 附片 6 克 |

颗粒剂 5 剂,每日 1 剂,开水冲服,早晚各 200 毫升。

二诊:2018 - 04 - 17

诸症均明显好转,舌质淡苔薄白,脉沉紧。

前方继续治疗。

颗粒剂 7 剂,每日 1 剂,开水冲服,早晚各 200 毫升。

三诊:2018 - 04 - 24

又有好转,继服原方。

颗粒剂 7 剂,每日 1 剂,开水冲服,早晚各 200 毫升。

服 19 剂中药颗粒剂后停药,上臂偶有酸麻不适感,上举有力,自汗已止。嘱其避风寒,适度运动。随访 2 月,未有发作。

【按语】阳和汤出自清代王洪绪《外科全生集》,原为阴疽证而设。吾师徐老临床经验,阳和汤加以适当化裁,可用于临床各科阳虚寒凝之证,非独外科。异病同治,证同治亦同也。

(张小芹整理)

痹证(风寒湿痹)

患者,伏某某,女,73 岁。

初诊:2017 - 11 - 02

主诉:右下肢疼痛数年,加重 1 周。

病史:腰椎间盘突出病史 8 年余。近年来右下肢痠痛日益加重,伴手麻、手脚冰冷、畏寒等症。自行反复服用止痛药物、贴膏药(具体不详)等治疗,右下肢疼痛症状改善不明显。刻下:右下肢疼痛,行动受限,舌淡紫,苔黄腻。

诊断:痹病(风寒湿痹)

治法:温阳散寒,祛风除湿

方药:阳和汤合独活寄生汤加减

| 炮姜 6 克 | 甘草 10 克 | 秦艽 10 克 | 防风 10 克 |
| 川芎 10 克 | 当归 10 克 | 麻黄 6 克 | 白芥子 10 克 |

桂枝 10 克	桑寄生 15 克	鹿角胶 10 克^{烊化}	独活 10 克
肉桂 10 克	杜仲 30 克	熟地黄 10 克	

7 剂,每日 1 剂,水煎服。

二诊:2017 - 11 - 13

右下肢疼痛明显好转,已能行走自如。数年腿痛,多方治疗鲜效,本次药到病除,患者和家属均啧啧称奇。原方再服 1 周,巩固治疗。

【按语】风寒湿三气杂至,合而为痹。寒湿均为阴邪,易伤人阳气。经云:"邪之所凑,其气必虚。"该患者年逾古稀,风寒湿痹日久不愈,气血不足,肝肾两虚。阳和汤温阳补血、散寒通滞;独活寄生汤补气血,益肝肾,祛风散寒除湿。二方合用,扶正祛邪,双管齐下,相辅相成,最宜本虚标实之证,收效立竿见影。

(张培培整理)

痹症(风湿热痹)

患者,王某某,女,78 岁。

初诊:2018 - 05 - 04

主诉:左侧膝关节疼痛 3 年,加重 1 月余。

病史:左侧膝关节疼痛 3 年,刻诊:左侧膝关节红、肿、热、痛,无恶寒,不发热。胃纳尚可,二便自调,汗多。既往高血压、脑卒中病史。血压 150/90 mmHg,建议检查 CT 被拒,只要求中药治疗。舌质淡暗,苔黄腻,脉细数。

诊断:痹症(风湿热痹)

治法:清热通络,活血止痛

方药:徐老自拟方

黄芪 40 克	广地龙 10 克	三七粉 3 克	当归 10 克
白芍 10 克	鸡血藤 15 克	木瓜 10 克	威灵仙 10 克
黄柏 6 克	知母 10 克	炒苍术 10 克	石膏 30 克
甘草 9 克	忍冬藤 30 克	徐长卿 10 克	

颗粒剂,5 剂,每日 1 剂,开水冲服,早晚各 200 毫升。

附桂骨痛片,口服,每次 5 克,每日 3 次。抗骨增生片,口服,每次 1.75 克,每日 3 次。甲钴胺，口服，每次 0.5 毫克，每日 3 次。

二诊：2018 - 05 - 30

膝关节痛减轻，舌淡暗，苔黄腻，脉细数。继用上方，颗粒剂 7 剂，服法同前。

三诊：2018 - 06 - 13

左膝关节红肿热痛均除，续用 7 剂以巩固疗效。

【按语】本例为典型的风湿热痹，法当清热通络，祛风除湿。处方内含白虎汤、二妙丸，另加大队祛风除湿通络药。考虑该患者高龄，又伴高血压、脑卒中的基础病，故重用黄芪，而附桂骨痛片和抗骨增生片中，包含数十味祛风除湿、补益肝肾的药，标本兼治。此处用附桂，取其走而不守，通经络、温阳止汗的作用。而其大辛大热，则被大剂苦寒和甘寒所监制。

（高桂香整理）

咳嗽（痰浊壅肺）

患者，陈某某，男，82 岁。

初诊：2017 - 09 - 23

主诉：反复咳嗽咯痰 9 个月。

病史：9 个月前开始咳嗽，咯痰。自购抗炎药（具体药物不详）口服，症状稍有缓解，停药后咳嗽如前，反复发作。于 3 个月前在县人民医院住院治疗，胸部 CT 示：两肺占位可能性大，慢性支气管炎。行肺穿刺检查，病理示肺腺癌（中低分化）。诊断结果未告知患者本人，其亲属考虑年事已高，拒绝手术治疗及靶向治疗。

刻诊：反复咳嗽，痰黏稠，胸闷微气喘，无明显胸痛，无心慌、心悸，无腹胀、腹痛，食纳欠佳，大便正常，无便血，小便通畅，夜寐尚安，舌质淡苔白腻，脉细滑。

诊断：肺癌

咳嗽（痰浊壅肺）

治法：清肺化痰

方药：徐老自拟方

蜜麻黄 6 克	炒杏仁 10 克	南沙参 10 克	北沙参 10 克
橘红 6 克	酒黄芩 10 克	鱼腥草 15 克	广地龙 10 克
桔梗 6 克	金荞麦 15 克	细辛 3 克	浙贝母 6 克
射干 6 克	瓜蒌皮 10 克	白鲜皮 10 克	甘草 3 克

颗粒剂 3 剂,每日 1 剂,开水冲服,早晚各 200 ml。

二诊:2017 - 09 - 27

服 3 剂后,咳嗽稍有减轻,痰黄稠,微喘息胸闷,食纳欠佳,夜寐欠安,二便正常,无恶寒发热,舌质淡苔黄腻,脉细滑。

前方减地龙、白鲜皮,加:煅瓦楞 30 克(先煎)、葶苈子 20 克。

颗粒剂 7 剂,每日 1 剂,开水冲服,早晚各 200 ml。

三诊:2017 - 10 - 09

患者本人未至,家属代诉:咳嗽,胸闷明显减轻,继续中药调理。

前方颗粒剂 7 剂,每日 1 剂,开水冲服,早晚各 200 ml。

【按语】耄耋之年患癌,谓之"天寿癌"。高龄老人脏腑功能衰退,元气亏败,基础疾病较多。而针对癌症治疗的手段,放、化疗也好,手术也好,都是双刃剑,此时用于"天寿癌"患者,可能导致邪正双亡,"贼去城空"。所以,最新专家共识,对于"天寿癌",顺其自然,带瘤生存,"不治疗就是最好的治疗"。本案家属能主动不选择所谓"根治"疗法是明智之举。中医药扶正以驱邪,提高患者免疫功能,改善生活质量,带瘤生存,应该不是奢望。

针对本案咳、痰、喘主症,吾师徐老用桔梗、橘红、射干、瓜蒌皮、白鲜皮、浙贝母、甘草止咳化痰,酒黄芩、鱼腥草、金荞麦清肺热,南、北沙参养肺阴,更用麻黄、细辛之宣散,合杏仁、地龙之肃降,以调理肺气。全方寒热并用,攻补兼施,一个"和"字寓意其中。理法方药之严谨,源于仲景而又与时俱进。

(张小芹整理)

咳嗽（痰热郁肺）

患者,孙某某,女,64岁。

初诊:2019-03-14

主诉:咳嗽反复发作20余年,加重1周。

病史:咳嗽反复发作20余年,咳痰不爽,痰黏稠色白。近三年来,咳甚咯少量鲜血,无发热,CT示:慢性支气管炎,肺气肿伴两肺感染。便秘20余年,4~5天一解,羊屎粒样,小便正常。BP:100/60 mmHg,舌红苔黄脉弦。

诊断:咳嗽（痰热郁肺）

治法:润肺化痰

方药:徐老自拟方

山豆根10克	射干10克	桔梗10克	甘草10克
玄参15克	麦冬10克	生地黄10克	木蝴蝶10克
薄荷6克后下	升麻10克	炒莱菔子10克	瓜蒌仁10克

7剂,每日1剂,水煎服。

中成药:肺力咳合剂1日3次,每次20 ml。

二诊:2019-06-28

咳嗽稍有好转;但20年病史之便秘症状明显缓解,1~2天自解且不费力。

三诊:2019-11-02

因家务事外出,服药一度中断,现咳嗽复发,但便秘一直未发,大便通畅,日1次。予前方7剂继服。

四诊:2019-11-09

咳嗽好转,基本不咳嗽,大便自解,再服7剂巩固疗效。

【按语】本案咳嗽用润肺化痰法治愈,同时便秘也治愈。如此疗效,令患者称奇,看似"歪打正着",实则"正打正着",顺理成章。中医理论:肺与大肠相表里,肺主肃降,大肠主传导,本案久咳伤肺,肺失肃降之力,脏病及腑,则大肠传导无权,便秘难愈,肃降肺气即所以通利大肠。故本案用自拟润肺化痰方,肃降肺气,配伍养阴润燥、"增水行舟"的增液汤（玄参、麦冬、生地黄）和化痰降气兼润肠通便的炒莱菔子、瓜蒌仁。出乎意料而又难以置信的是,几剂中药服下,竟能将20年的便秘一次治愈,而且停药后观察半年多,未有复发。

（陈玉婷整理）

咳嗽（肺阴亏虚）

患者,章某某,女,65 岁。

初诊:2019 - 04 - 12

主诉:咳嗽 2 月余。

病史:2 个月来反复咳嗽。刻诊:咳嗽,咽中似有痰不爽,无恶寒,无发热,无鼻塞流涕,食纳、睡眠如常,二便自调。舌淡红,苔薄,脉细数。

诊断:咳嗽（肺阴亏虚）

治法:滋阴润肺,理气化痰

方药:徐老自拟失音经验方合三子养亲汤化裁。

射干 10 克	桔梗 10 克	玄参 10 克	麦冬 10 克
生地 10 克	甘草 10 克	木蝴蝶 6 克	薄荷 6 克_{后下}
升麻 10 克	胖大海 10 克	炒紫苏子 10 克	炒芥子 10 克
炒莱菔子 10 克			

7 剂,每日 1 剂,水煎服。

二诊:2019 - 04 - 20

咳嗽好转,咽部稍有不适,舌淡红,苔薄,脉细数。前方续用 7 剂。回访 2 月,痊愈。

【按语】 俗话说:"医生见咳嗽,就把眉毛皱。"说明咳嗽难治。肺为娇脏,不耐寒热。久咳伤肺,伤津液,致阴虚,表现为"咳嗽,咽中似有痰不爽"。本案方药的前十味药由养阴清肺汤化裁而来,乃吾师徐老治疗失音的经验方,病因病机为风热犯肺或燥热犯肺的"金实不鸣",用之颇验。后来徐老在原方基础上合三子养亲汤用来治疗阴虚燥热型咳嗽。辨证要点为咳痰不爽,咽以下有燥痒不适感。临床应用扩大到气管、支气管和细支气管炎经西药抗病毒、抗感染治疗无效的,无论外感内伤,尤其适用于久咳。方义:玄参、麦冬、生地滋阴润肺,木蝴蝶、胖大海、薄荷清肺利咽。射干、桔梗、甘草祛痰利咽,升麻清热解毒利咽,合三子养亲汤消痰理气,共奏润肺止咳之功。但痰饮,风寒袭肺的咳嗽不适用此方。

（高桂香整理）

口臭（脾胃湿热）

患者,伍某某,女,42 岁。

初诊:2018 - 01 - 24

主诉:自觉口臭 4 天。

病史:有"慢性胃炎"病史,有时上腹胀痛不适,常自购胃药治疗(具体药物不详),症状时轻时重,4 天前无明显诱因自觉口气较重,甚则臭秽不爽,刷牙后臭秽不减。

刻诊:自觉口气臭秽,晨起尤甚,脘腹胀满,嗳气不舒,有时口苦,吐酸水,食纳尚可,大便正常,便后上腹胀满虽有减轻,但不久又胀。小便通畅,夜寐尚安,无恶寒发热。舌质红苔黄腻,脉弦滑。

诊断:口臭(脾胃湿热)

治法:清热燥湿,芳香化浊

方药:徐老自拟方

广藿香 10 克	佩兰 10 克	苍术 10 克	升麻 6 克
黄连 6 克	青蒿 10 克	白芷 12 克	豆蔻 6 克
草豆蔻 6 克	黄芩 10 克	厚朴 6 克	

颗粒剂 7 剂,每日 1 剂,开水冲服,早晚各 200 ml。

二诊:2018 - 01 - 31

口臭稍有好转,上腹胀满不适较前明显减轻,舌质淡苔黄腻,脉弦滑。

前方加味,部分药物加量:

蒲公英 30 克、厚朴 9 克、草豆蔻 9 克。

颗粒剂 7 剂,每日 1 剂,冲开水服,早晚各 200 ml。

三诊:2018 - 02 - 06

口臭明显好转,偶有嗳气不舒,泛少量酸水。

上方加吴茱萸 3 克。

颗粒剂 7 剂,每日 1 剂,冲开水服,早晚各 200 ml。

四诊:2018 - 02 - 13

口气清爽,食纳好,无明显不适。舌质淡苔薄白,脉弦滑。

效不更方。

颗粒剂 7 剂,每日 1 剂,冲开水服,早晚各 200 ml。

随访 2 月,无明显不适。嘱患者饮食宜清淡,节制膏粱厚味炙煿之品。

【按语】吾师徐老在临床健康教育中常说,眼下社会虽然已经步入"小康",却有许多人的养生理念,还停留在温饱未解决之前,表现为贪恣口腹,盲目进补,以致营养失衡,误补益疾,百病丛生,脾胃首当其冲。运化失职,湿热熏蒸,此口臭之所由来也。因此,欲防治口臭,必须"管住嘴"。

(张小芹整理)

口干(胃热阴伤)

患者,徐某某,女,54 岁。

初诊:2018 - 01 - 04

主诉:口干 1 月余。

病史:近 1 个月来口干,欲饮冷,但饮而不多,饮后稍解,移时复发,伴口苦,口臭,饥不欲食,偶有头痛,以前额部为主,无头晕耳鸣,无多食消瘦,无五心烦热、盗汗;小便短赤,大便干。曾查甲功、血糖均未见异常。刻下:口干、口苦,舌红,苔少,脉细数。

诊断:口干症(胃热阴伤)

治法:清热养阴

方药:清胃散加减

黄连 3 克	升麻 6 克	石膏 60 克 先煎	丹皮 6 克
天花粉 6 克	生地 20 克	乌梅 10 克	山萸肉 6 克
黄芪 10 克	甘草 3 克	石斛 10 克	白芍 10 克
芦根 10 克	淡竹叶 10 克	玄参 10 克	

6 剂,每日 1 剂,水煎服。

二诊:2018 - 01 - 09

口干好转,口苦、口臭不明显。

上方去黄连,加麦冬 10 克,10 剂,用法同前。

【按语】本案胃阴不足明显,皆因胃中积热上攻。清胃散苦寒辛散并用,降中有升,火郁发之,最为对证。复加石膏、芦根、石斛、白芍等一派甘寒之品,以加强清热养阴。防复,还须与醇饮肥厚炙煿说"不"。

（徐少军整理）

口苦（少阳证）

患者,杨某某,女,57岁。

初诊:2019 - 10 - 11

主诉:口苦5个月。

病史:5个月来口苦、口干。无嗳气,无腹胀、无恶寒,无发热。食纳尚可,二便自调,舌淡红,苔黄腻,脉弦。

诊断:口苦（少阳证）

治法:和解少阳

方药:小柴胡汤化裁

| 甘草6克 | 酒黄芩10克 | 醋柴胡10克 | 广藿香6克 |
| 佩兰6克 | 金钱草30克 | 郁金15克 | 白芍15克 |

颗粒剂,7剂,每日1剂,开水冲服,早晚各200毫升。

二诊:2019 - 10 - 18

口苦减轻,舌淡红,苔黄腻,脉弦。原方继用7剂。

三诊:2019 - 10 - 30

口苦消失,前方续7剂,以巩固疗效。

【按语】徐老反复仔细询问病史,主诉仅有口苦、口干症状,并无其他兼症。辨证诊断,煞费苦心。徐老勤求古训,《灵枢·四时气》云:"胆流泄则口苦,胃气逆则呕苦";仲景云:"少阳之为病,口苦,咽干,目眩也",又云:"伤寒中风,有柴胡证,但见一证便是,不必悉具"。小柴胡汤为少阳病之基础方,故以小柴胡汤去参枣之滋腻,加藿佩以化浊,加金钱草、郁金、白芍以泻胆热,收效立竿见影。徐老运用经方游刃有余,于此可见一斑。

（高桂香整理）

梅核气（痰气互结）

患者,杨某某,女,61 岁。

初诊:2019 - 09 - 28

主诉:自觉咽中有异物梗塞反复发作 2 年余。

现病史:近 2 年来自觉咽中有异物梗塞,吞之不下,咯之不出,喜清咽样咳嗽,咽干咽痒,曾多次外院就诊,疗效不佳,平时守护孙女操心易怒,偶有两胁胀痛,舌淡红苔白,脉滑。

诊断:梅核气（痰气互结）

治法:疏肝理气,降逆化痰

方药:半夏厚朴汤合四逆散加减

姜半夏 10 克	姜厚朴 10 克	茯苓 10 克	生姜 10 克
紫苏梗 10 克	射干 10 克	桔梗 10 克	麸炒枳实 10 克
醋柴胡 10 克	旋复花 10 克	蝉蜕 6 克	

颗粒剂,7 剂,每日 1 剂,开水冲服,早晚各 200 毫升。

二诊:2019 - 10 - 08

咽部干痒不适明显缓解,胁下胀痛时有发作,原方加降香 10 克,继服 7 剂。

三诊:2019 - 10 - 15

咽部无异物梗阻感。

【按语】梅核气多因情志抑郁或暴怒所致,除药物治疗外,还必须嘱患者怡情易性,方能防止复发。

（嵇达华整理）

胃痞（脾虚气滞）

患者，周某某，女，76 岁。

初诊：2017 - 11 - 01

主诉：上腹胀满不适半个月。

病史：既往有"心律失常"病史，常年服药治疗（具体药物患者记不清）。近半月来上腹胀满不适，易嗳气，偶吞酸，食纳欠佳，食后易胀，时有胸闷不适。自购吗丁啉口服，症状稍有好转，但停药后症状如前。

刻诊：上腹部胀满，无明显疼痛，嗳气后胀减，食纳不振，胸闷不适，头昏，乏力，身困，少气，懒言，大便正常，小便通畅，无腹痛，测 BP：130/80 mmHg，血常规正常。舌质淡紫，苔黄腻，脉弦滑。

诊断：胃痞（脾运失健，气滞湿阻）

治法：健脾和胃，行气消痞

方药：徐老自拟方

党参 10 克	白术 10 克	茯苓 10 克	薏苡仁 10 克
砂仁 3 克	陈皮 6 克	木香 6 克	八月札 10 克
姜厚朴 6 克	黄连 3 克	山楂 10 克	炒麦芽 10 克
炒谷芽 10 克	建曲 10 克	制吴茱萸 3 克	煅瓦楞子 15 克

颗粒剂 2 剂，每日 1 剂，开水冲服，早晚各 200 毫升。

二诊：2017 - 11 - 03

症状有所好转，但仍有上腹胀满感，肢体困重无力。舌质淡暗，苔黄腻，脉弦滑。

前方加味：

建曲 20 克、菝葜 15 克、炒枳壳 6 克、炒枳实 6 克。

颗粒剂 4 剂，每日 1 剂，开水冲服，早晚各 200 毫升。

三诊：2017 - 11 - 08

食欲增加，嗳气胀满感明显减轻，唯少气懒言乏力，夜寐稍差，前方酌加补气安神药：

酸枣仁 30 克、炙黄芪 30 克。

颗粒剂 7 剂，每日 1 剂，开水冲服，早晚各 200 毫升。

四诊:2017-11-15

诸症明显改善,效不更方,继服7剂。随访两个月无复发。

【按语】对于胃脘痞满、腹胀,西药胃动力药有一定疗效,虽能立竿见影,但往往停药又作。尤其是伴有基础病的老年患者,西药的使用又有所限制。吾师徐老论治老年胃痞病多从虚实夹杂、寒热错杂立论。治以健脾以消食,理气以和胃,平调寒热以助升降。立法处方,师仲景与东垣而不泥。

(张小芹整理)

胃痞(寒热错杂)

患者,徐某某,男,50岁。

初诊:2018-03-10

主诉:腹胀嗳气3月余。

病史:近3个月以来,每次餐后中脘痞满,腹胀不舒,嗳气频频,反酸欲呕,伴口干、口臭,食少运迟,大便每欲解不净。电子胃镜显示:慢性胃炎伴增生伴糜烂。HP(＋＋)。门诊抗幽门螺杆菌和质子泵抑制剂治疗1月余,心下痞满症状缓解不明显。刻下:胃脘胀满不适,按之痛甚,大便黏腻不爽,舌苔厚腻,脉滑。

诊断:胃痞(寒热错杂症)

治法:辛开苦降,平调寒热

方药:

法半夏6克	黄连3克	酒黄芩10克	干姜3克
甘草3克	红参10克	炒白芍10克	煅瓦楞子15克先煎
桂枝6克	蒲公英15克	炒麦芽10克	炒鸡内金10克

7剂,每日1剂,水煎服。

二诊:2018-03-17

脘痞、腹胀缓解。原方续服1周。

三诊:2018-03-24

脘痞、腹胀、反酸等症明显改善,仍觉口干、口臭,大便不爽,食纳欠佳。

建议彩超查肝胆脾胰,因已经进食,未查。

上方去半夏,红参,加入炒决明子 10 克、茵陈 30 克、金钱草 30 克、赤芍 10 克、郁金 15 克、广藿香 10 克、佩兰 10 克、薏苡仁 30 克、炒泽泻 30 克,7 剂,服法同前。

四诊:2018 - 04 - 01

腹胀、嗳气好转,口干、口臭亦明显改善,大便爽利。

【按语】张仲景《伤寒论》云:"但满而不痛者,此为痞,柴胡不中与之,宜半夏泻心汤。"本例以半夏泻心汤为主方,佐以桂枝化气和阴阳,枳实破气消痞,炒麦芽、炒鸡内金消食导滞,瓦楞子制酸。三诊后腹胀好转,仍觉口干、口臭,徐老师建议患者完善肝、胆、脾、胰超声等相关检查,以排除慢性胆囊炎之可能。因患者早餐已进,故未配合。徐老据数十年之经验:20 世纪 80 年代之前,B 超机、CT 机在基层尚未普及,中医所治疗的胃痞病中,相当一部分伴有胆囊炎、胆囊结石而被漏诊,但运用清利肝胆湿热法可以奏效。以脏腑配五行而言,肝胆属木,脾胃属土,在正常生理状态下,脾胃运化功能依赖肝胆的疏泄作用。在病理状态下,肝胆郁滞、肝胆湿热都可能影响脾胃运化受纳功能,对胃痛、胃痞以及泄泻的形成起到推波助澜的作用。故本例胃痞伴口干、口臭和大便不爽等症状,徐老师认为:不能排除胆囊炎的存在。针对寒热错杂、虚实夹杂和肝胆湿热并存的病因病机,同时加入清利肝胆湿热的决明子、茵陈、金钱草、赤芍、郁金,芳香化湿的藿香、佩兰,淡渗利湿的薏苡仁、泽泻,所谓"治湿不利小便,非其治也"。第四诊以后,诸症向愈,彩超未查。

(张培培整理)

呕吐(痰饮内阻)

患者,万某某,男,65 岁。

初诊:2017 - 09 - 28

主诉:呕吐痰涎 20 天。

病史:20 余天前患感冒,曾口服头孢拉定、"三九"感冒灵及输液治疗(具体药名不详)。近 20 天来,呕吐痰涎,每日 3～5 次,脘闷纳呆,大便正常,小便不利,舌苔白腻,脉滑。

诊断:呕吐(痰饮内阻)

治法:温中化饮,和胃降逆

方药:小半夏茯苓汤合苓桂术甘汤合加减

紫苏 20 克	姜竹茹 12 克	砂仁 3 克后下	黄连 3 克
法半夏 12 克	干姜 3 克	桂枝 6 克	白术 10 克
茯苓 20 克	制吴茱萸 3 克		

4 剂,每日 1 剂,水煎服。

二诊:2017 - 10 - 09

症状减轻,小便畅通,舌淡,苔根部黄腻,原方加佩兰、广藿香各 10 克,继服 14 剂。

【按语】本案以"呕吐痰涎"为主症,涎即饮,为痰之稀者,故诊断为呕吐(痰饮内阻)。

《金匮要略·呕吐哕下利病脉证并治》云:"诸呕吐,谷不得下者,小半夏汤主之""卒呕吐,心下痞,膈间有水,眩悸者,小半夏加茯苓汤主之"。本案"脘痞"对应"心下痞","纳呆"对应"谷不得下",结合舌苔白腻,脉滑,辨证为痰饮内阻,治法温化痰饮,和胃降逆,主方小半夏加茯苓汤合苓桂术甘汤加味。盖痰饮乃病理之水湿,《金匮要略·痰饮咳嗽病脉证并治》:"夫短气有微饮,当从小便去之,苓桂术甘汤主之",无怪乎服药后小便不利症状解除,呕吐减轻,痰饮从净府夺路而出。加紫苏、竹茹、砂仁、黄连、制吴茱萸,旨在强化理气和胃止呕之力,其中配伍苦寒的黄连少许,加入大队辛温药中,乃效法仲景"苦降辛通"的药对配伍之妙,又寓"反佐"之义。吾师徐老说:验方历经千百年而不衰,疗效是硬道理。

本案患者平时并无胃病和痰饮病史,此番呕吐痰涎伴纳呆,实属"卒呕吐",恐系服用西药及输液的药物不良反应所致,故药源性胃炎不能排除。徐老说:"是药三分毒。"无论是中药还是西药,即便是在医生合理使用的情况下,都可能有副作用和不良反应的发生,更何况对医学一知半解的患者自购药品甚至不遵医嘱服用,导致不良反应和药源性胃炎者屡见不鲜。所以,我们医者面对患者时,务必详尽地询问病史,客观地分析病机,精准地排除病因,治疗才能有的放矢。

(陈玉婷整理)

胃脘痛（胃阴不足）

患者，吴某，男，57 岁。

初诊：2017 - 10 - 13

主诉：中脘灼痛反复发作 2 年余，再发 1 天。

病史：近 2 年来中脘部反复灼痛不适，曾在外院行胃镜检查，诊断为"慢性胃炎"。口服"奥美拉唑"后可稍好转，但仍时有反复。日前饮少量白酒后，再次感中脘部灼痛烧心不适，得食后可减，伴嗳气，无吐酸呕吐，无口渴发热，食纳尚可，小便略黄，大便偏干，日行 1 次。查面色如常，形体偏瘦，舌红少津，脉细。

诊断：胃脘痛（胃阴不足）

治法：养阴益胃

方药：一贯煎加减

黄芪 10 克	生地 10 克	太子参 10 克	石斛 10 克
麦冬 10 克	枸杞 10 克	川楝子 10 克	鸡内金 3 克
蒲公英 30 克	甘草 3 克		

7 剂，每日 1 剂，水煎服。

二诊：2017 - 10 - 19

中脘灼痛已较前明显好转，食纳可，二便调，舌质较前稍润，苔薄白，脉细。诊断及治法同前，继守原方 14 剂。

嘱其避免酒甘厚味及辛辣饮食。

【按语】本案胃病日久，久病多虚，加之饮酒，湿热之邪灼伤胃络，胃阴伤矣。治法益胃气养胃阴治其本，清胃热治其标。胃病患者，饮酒是大忌。终生戒酒，方能根治，健康教育，不可不察！吾师徐老说："胃痛的治疗，医生治一半，病人自己治一半。"

（吕承菲整理）

嘈杂(脾胃虚弱)

患者,傅某,男,63岁。

初诊:2018-09-22

主诉:进食后胸骨后嘈杂不适反复发作10余年。

病史:10余年前无明显诱因出现进食后胸骨后嘈杂不适,时轻时重,曾服用庆大霉素、奥美拉唑肠溶胶囊、达喜等均未见明显好转。平素进食快,喜热饮。最近进食后胸骨后不适,难以名状,食纳较差,无脘痞腹胀,二便正常,形体消瘦,舌淡苔白,脉弦。电子胃镜显示:慢性胃炎、食管炎。

诊断:嘈杂(脾胃虚弱)

治法:健脾益气养胃

方药:参苓白术散加减

茯苓10克	白术10克	陈皮6克	山药10克
甘草3克	莲子肉10克	白扁豆10克	大枣10克
红参10克	玄参10克	南沙参10克	浙贝10克
瓦楞子15克	乌贼骨10克	法半夏10克	厚朴10克

颗粒剂7剂,每日1剂,开水冲服,早晚各200毫升。

二诊:2018-09-30

症状减轻,食纳好转,舌质稍紫暗,上方加红花6克、桃仁3克,续服14剂。

1月后电话随访,已无特殊不适,未复发。

【按语】该患者伤于进食不良习惯,久病多虚,胃气、胃阴俱损,导致胃失和降,食后嘈杂不适;胃损及脾,脾主四肢肌肉,主运化,脾虚故形体消瘦,食纳较差。方选参苓白术散加减,旨在健脾气,养胃阴,加半夏、厚朴辛开苦降,浙贝、瓦楞子、乌贼骨制酸,二诊加少许红花、桃仁活动血运,促进病灶修复。此病治疗不难,但防复不易。需要患者自己下决心改变不良饮食习惯,其意义非任何药物可以取代。

(樊宗杨整理)

泄泻(脾胃虚弱)

患者,潘某某,男,65 岁。

初诊时间:2018 - 06 - 25

主诉:腹泻反复发作 4 年,加重 10 天。

病史:食管癌术后加化疗已 6 年,4 年前开始大便溏泻,每日 2~4 次不等,常发于饮食失调之后。刻下:大便溏稀,日 2 次,食少运迟,矢气,吐酸水,面色少华,BP:120/60 mmHg,舌淡苔薄白脉弦。

诊断:泄泻(脾胃虚弱)

治法:健脾益气,渗湿止泻

方药:

砂仁(后下)6 克	炒薏苡仁 30 克	甘草 10 克	山药 20 克
陈皮 10 克	炒白扁豆 10 克	白术 10 克	茯苓 15 克
党参 30 克	乌贼骨 15 克^{先煎}	煅瓦楞子 30 克^{先煎}	

4 剂,每日 1 剂,水煎服。

中成药:健胃消食口服液,每次 1 支,每日 3 次。

二诊:2018 - 06 - 29

症状减轻,大便转稠,但尚未成形,舌淡紫,苔薄白腻。原方加附片 10 克、炮姜 6 克,继服 7 剂。

三诊:2018 - 07 - 07

大便正常,症状解除,停药观察。随访 5 个月未复发。

【按语】《素问·脏气法时论》:"脾病者……虚则腹满肠鸣,飧泄食不化。"治疗上多以运脾化湿为治疗大法。本案为消化系统癌症术后、化疗后,导致脾胃元气大伤,运化无权,故泄泻反复发作。徐老运用参苓白术散加味,药到病除,符合"治病求本"。

(陈玉婷整理)

泄泻(肝郁脾虚)

患者,王某某,男,50岁。

初诊:2017-08-26

主诉:反复腹泻2月余。

病史:近2个月来,因家庭纠纷恼怒,出现反复腹泻症状,日行5～6次,泄后腹部隐痛不适,间有完谷不化,食纳减少。食后脘闷不舒,稍进油腻食物后便次明显增多,可达到每日七八次。面色萎黄,神疲乏力,倦怠懒言,小便如常。舌淡红,脉细弱。

诊断:泄泻(肝郁脾虚)

治法:疏肝补脾

方药:痛泻要方加减

柴胡10克	陈皮10克	防风10克	白术10克
乌梅10克	炒白芍10克	甘草10克	炮姜3克
附子5克	红参10克		

3剂,每日1剂,水煎服。

二诊:2017-08-29

腹泻次数减少,日行2～3次,未见完谷不化,舌质淡,苔白,脉细。原方继用7剂。

三诊:2017-10-09

上方连服10日,大便已成形,日行1～2次,诸症均向愈。原方继用1周以善后。

【按语】肝主疏泄,脾主运化。《景岳全书》曰:"凡遇怒气必作泄泻者,必先以怒时夹食,致伤脾胃。"脾失健运,引起泄泻,治以痛泻要方。大便"完谷不化",乃腹泻日久,损伤脾肾之阳气,火不生土,故合附子理中汤以益火生土,防复发必须戒恼怒。

(张培培整理)

泄泻(脾肾阳虚)

患者,万某某,男,47岁。

初诊:2017-09-27

主诉:大便稀溏不成形3个月。

病史:近3个月来大便稀溏不成形,每日二三次,腹胀隐痛不适,便后稍减,常出差外地,饮食不规律。每于食荤腥、辛辣、生冷及饮酒后症状加重。1个月前我院电子肠镜检查示:"慢性结肠炎"。未做正规治疗,曾自购"肠炎宁"口服,症状稍有好转,停药后如前,反复发作。

刻诊:大便每日二三次,质稀溏,有时夹食物残渣,无便血,饮酒后大便每日四五次,腹冷痛喜揉按,大便时痛甚,便后痛减。常自汗出,动则汗出较甚,胃纳尚可,夜寐亦安,小便正常,舌质淡苔薄白,脉沉细。

诊断:慢性结肠炎

    泄泻(脾肾阳虚)

治法:健脾温肾,益火生土

方药:参苓白术散、附子理中汤合四神丸加减

党参10克	茯苓10克	炒白术10克	陈皮6克
炒白扁豆10克	山药10克	甘草3克	莲子10克
砂仁3克	薏苡仁10克	大枣10克	炮姜6克
补骨脂10克	附片3克	肉豆蔻10克	制吴茱萸3克

颗粒剂7剂,每日1剂,开水冲服,早晚各200毫升。

二诊:2017-10-16

症状明显好转,服第5剂药时出差外地,继续服用剩余2剂。因在外地忙碌,遂停药10余天未复诊。今诊:大便每日仍二三次,甚则每日三四次,质稀不成形,腹痛明显减轻,汗出减少,舌质淡苔薄白,脉沉弱。

前方减党参,部分药物加量:

五倍子6克、乌梅10克、诃子10克、吴茱萸6克、附片6克、砂仁6克。

颗粒剂7剂,每日1剂,开水冲服,早晚各200毫升。

补脾益肠丸,口服,每次6克,每日3次。

三诊:2017-10-21

大便每日一二次,食纳稍差,汗出不明显,腹痛不甚,舌质淡苔薄白,脉沉细。

前方减去五倍子、乌梅、诃子,加芡实 10 克,部分药物加量:山药 30 克、白术 20 克、补骨脂 20 克。

颗粒剂 7 剂,每日 1 剂,开水冲服,早晚各 200 毫升。

补脾益肠丸,口服,每次 6 克,每日 3 次。

四诊:2017 - 10 - 28

大便每日 1 次,偶 2 次,质软成形,微怕冷,无明显汗出,舌质淡,苔薄白,脉沉细。

前方加肉桂 6 克。

颗粒剂 7 剂,每日 1 剂,开水冲服,早晚各 200 毫升。

随访 2 个月,大便正常,嘱其坚持体育锻炼,饮食有节,起居有常,勿贪凉饮冷,戒烟戒酒。

【按语】泄泻之为病,脾虚不运为常见,久则脾虚及肾,气损及阳,以致脾肾阳虚,火不生土。治宜健脾温肾,益火生土,方选参苓白术散、附子理中汤合四神丸为一方,酌加涩肠止泻药五倍子、乌梅等及补脾益肠丸口服。吾师徐老认为,对于脾胃病,必须强调临床健康教育是药物治疗的前提和基础。

(张小芹整理)

泄泻(中焦虚寒变证)

患者,王某某,男,56 岁。

初诊:2017 - 12 - 16

主诉:腹泻 1 月余。

病史:近 1 个月来,受凉后易出现大便溏薄,不成形,每日 2~3 次,伴腹部隐隐作痛,得寒则剧,得暖则缓,电子肠镜提示:慢性肠炎。多次口服药物治疗(具体药名不详),畏寒腹泻症状无好转。刻下脘腹隐隐作痛,喜温喜按,畏寒肢冷,舌淡苔白,脉沉细。

诊断:泄泻(中焦虚寒证)

治法:温中散寒,补气健脾

方药:附子理中汤加减

附子 10 克	党参 30 克	甘草 6 克	麸炒白术 10 克
炮姜 6 克	盐补骨脂 10 克	制吴茱萸 6 克	酒黄芩 10 克
石榴皮 30 克	炒薏苡仁 30 克	肉桂 10 克	蒲公英 30 克
马齿苋 30 克			

5 剂,每日 1 剂,水煎服。

二诊:2017 - 12 - 21

大便溏薄,受凉后腹痛症状无明显改善,仍畏寒肢冷,脘腹隐痛,在原方基础上加入煨肉豆蔻 10 克,醋延胡索 15 克,桂枝 10 克,炒白芍 30 克,盐小茴香 10 克,继服 7 剂。

三诊:2017 - 12 - 30

泄泻、脘腹痛及畏寒症状均未见明显改善,反增脘腹胀闷不舒等症。叠进温阳散寒之剂不灵,遂改弦更张,转投大剂清热解毒、清热化湿、理气活血之剂。

紫花地丁 30 克	丹参 10 克	黄芪 30 克	炒桃仁 10 克
醋香附 10 克	皂角刺 10 克	连翘 10 克	败酱草 30 克
马齿苋 30 克	马鞭草 30 克	虎杖 15 克	鱼腥草 30 克
熟大黄 10 克	姜厚朴 10 克	肉桂 10 克	槟榔 10 克

5 剂,每日 1 剂,水煎服。

四诊:2018 - 01 - 05

泄泻、畏寒、腹痛症状明显好转。"宜将剩勇追穷寇",前方续用 5 剂。

【按语】本案初诊为典型的阳虚寒盛之证,前后二诊均治以温中散寒、补气健脾的附子理中汤加味,应该说,是符合辨证论治之法度的,但服药 14 剂之后,泄泻、腹痛、畏寒等症并无明显改善。吾师徐老说:辨证论治的基本原则是中医诊断治疗的精髓,必须遵循。但临床实践中,辨证准确、选方对症,不一定能取得预期的疗效,如此案例,并非绝无仅有。病无常态,药无常方。病机在变,治法方药必须随机应变。这就要求我们医者及时而果断地突破教材的常规,另辟蹊径。本案第三诊时,徐老结合现代医学临床经验,无论阴虚抑或阳虚,也不管是寒证还是热证,一律应用抗菌消炎药物,也能治愈肠炎。遂舍去温补之法,改用一派清热解毒、清热化湿、理气活血之品,专事祛邪,服药5天后第四诊,泄泻、腹痛、畏寒等症痊愈。借他山之石,启迪自己的临床思维,从而丰富和发展传统的辨证论治,这样的"离经叛道"无可非议。

徐老诊余感言:一部《中医内科学》(目前已十版),作为高校教材,经过几代编著者的共同努力,将内科杂病的辨证论治法则条分缕析,提纲挈领,成为我们后学必须遵循的现代版中医内科临症指南,功不可没。但是,不知大家注意到没有,正是这部教材,编著者又不止一次地强调必须"源于教材而不拘泥于教材"。这是因为临床实践是丰富多彩的,辨证论治的本质就是追求因人因时因地的个体化治疗。所以,我们的理法方药应该经得起实践的检验,以应对疾病的变异和促进医学的发展。

(张培培整理)

腹痛(阳明腑实)

患者,吕某某,男,81岁。

就诊日期:2018-03-03

主诉:腹胀腹痛2天。

病史及诊治经过:近2天上腹部阵发性胀痛不适,与进食、体位及活动不相关。每次发作数十分钟至数小时不等,无恶心、呕吐,无腹泻、便秘,无便血、黑便,无胸闷、气喘,无咳嗽发热,无口渴多汗,无身目黄染。食纳尚可,大便黄软,日行1次,小便正常。20余年前因消化性溃疡行手术治疗。术后曾有肠梗阻发作史。入院查见面色如常,呼吸平缓,形体适中,腹部平坦,按之柔软,脐上轻度压痛,无反跳痛,肠鸣音稍活跃,舌质淡红,苔薄白,脉弦。

诊断:中医诊断:腹痛(气滞型)

　　　　西医诊断:腹痛待查

　　　　　　　　肠痉挛?

　　　　　　　　肠梗阻?

高血压病

消化性溃疡术后

入院后予经验性输液治疗,左氧氟沙星抗感染,泮托拉唑抑制胃酸分泌,硫酸镁解痉等。次日查血常规、血淀粉酶、血生化等正常。上腹部 CT 报告为慢性胆囊炎伴胆囊结石。上述药物持续静脉滴注 3 天,患者自诉腹胀痛略有好转,但仍时有发作。03-07 再次查阅上腹部 CT,见结肠宿便较多,中医诊断:腹痛(阳明腑实),予中药通腑泄热,行气导滞。因患者高龄,故通腑之品用量宜轻宜缓,配以润下,予小承气汤加味:

熟大黄 6 克^{后下} 枳实 10 克 厚朴 10 克 柴胡 10 克

炒杏仁 10 克 白芍 10 克 莱菔子 10 克 元胡 10 克

甘草 6 克

上方每日 1 剂,水煎服。进服 3 剂后,患者排出较多宿便,腹部胀痛亦随之缓解。

【按语】从四诊八纲辨证来看,临床表现属腹痛之气滞证,并无可下之征,既不便秘,又无大便艰难或大便解而不爽的症状。如果不是结合 CT 检查,是想不到要用通下之法的。该患者有消化性溃疡手术史和肠梗阻病史,结合 CT 检查见结肠有较多宿便,中医辨证为腹痛之阳明腑实证。且患者上腹又胀又痛,显然为腑病,而腑病宜通,六腑以通为补,通则不痛。故予小承气汤加味,大便通利,痛随利减,胀随利消。这就说明,现代理化检查的引进,拓展了传统辨证论治的内涵。

这是一份住院病案。关于病房中医药使用率有待提高的问题,徐老不无感慨地说,在执业大环境上现代中医与古代中医不同。古代中医临证时,只需一门心思在中医中药上做文章,而现代中医处于西医药作为主流医药覆盖之下,得首先考虑西医药对该病的诊治有何优势,有什么特效疗法。为了病人的利益和医疗安全,必须摒弃门户之见,取长补短,择善而从。毋庸讳言,这是一个不容回避的现实问题。当然,西医药并非万能,中医药也有许多优势病种的特色有效疗法。面对西医药暂无优势和尚缺特效疗法的病种,包括像 2020 年春季以来在全球流行的新冠肺炎之类传染病,中医药都可以而且应该毫不犹豫地参与,为治病救人助力。中医药的传承必须体现在临床实践中,以本案而言,如果不了解脏腑的生理病理,不熟悉阳明病的病因病机,不掌握小承气汤的理法方药,即使已知 CT 检查结果是"结肠宿便较多",也不可能想到用小承气汤解决问题。所以,欲提高住院病人中医药使用率,徐老认为关键在于中医病房要大兴"读经典,用经方"之风。

（吕承菲整理）

虚劳(阳虚寒盛)

患者,陈某某,男,56 岁。

初诊:2017 - 08 - 14

主诉:畏寒怕冷 2 年。

病史:患者长年水中作业,寒冬亦如此,近两年出现畏寒怕冷,春夏尚轻,但不能耐受空调、电扇,秋冬为甚,多穿衣物亦不能缓解。手足肢冷,伴腰酸背痛,无心悸、胸闷、自汗,无大便溏泻及肠鸣腹痛,一直未予重视,未经任何诊治,近日感畏寒怕冷较前加重,遂来就诊。刻下:畏寒怕冷,流清涕,流泪,打喷嚏,乏力,无汗,舌淡,苔白,脉细。建议患者行甲功检查,患者拒绝,要求中药治疗。

诊断:虚劳(阳虚寒盛)

治法:温阳散寒

方药:阳和汤合麻附细辛汤加减

麻黄 6 克	炒芥子 10 克	甘草 9 克	熟地 30 克
鹿角胶 3 克^{烊化}	肉桂 6 克	当归 20 克	炮姜 6 克
附片 3 克	细辛 3 克		

7 剂,每日 1 剂,水煎服。

二诊:2017 - 08 - 22

畏寒怕冷症状明显好转,不需多穿衣物。上方不变,7 剂,用法同前。

【按语】患者长期水中作业,阴寒外袭,寒为阴邪,易伤阳气,阳虚而温煦功能减退,故而畏寒怕冷。虚则补之,寒者热之。本案为寒邪入里,阳虚阴盛。用阳和汤宣化寒凝而通经脉,补养精血而扶阳气。此虚实之标本兼治也。患者兼见外感风寒之象,故加麻附细辛汤助阳解表散寒,此表里之标本兼治也。两层标本兼治,相得益彰,坚持服药,可望将上下内外之沉寒痼冷扫除殆尽。

（徐少军整理）

虚劳（中气不足）

患者,蒋某某,女,27 岁。

初诊:2018 - 08 - 18

主诉:头晕伴乏力反复发作 5 年。

病史:近 5 年来时有头晕、乏力。平素有在外就餐的习惯,大热天喜长时间待在空调房间中,现头晕、乏力、多梦、怕冷、纳呆。二便调,舌淡红,苔薄白,脉沉细。BP120/80 mmHg,否认高血压病史,血细胞检查无异常。

诊断:虚劳(中气不足)

治法:益气补血

方药:十全大补汤合补中益气汤、参苓白术散化裁。

茯苓 10 克	炒白术 10 克	山药 10 克	甘草 3 克
白扁豆 10 克	红参 10 克	熟地 10 克	白芍 10 克
当归 10 克	川芎 6 克	黄芪 20 克	肉桂 3 克
升麻 6 克	柴胡 6 克		

颗粒剂,5 剂,每日 1 剂,开水冲服,早晚各 200 毫升。

二诊:2018 - 08 - 22

症状好转,舌淡红,苔薄白脉沉细。前方继用 10 剂。随访 2 月,未曾复发。

【按语】患者饮食不节,损伤脾胃,脾胃运化功能失常,水谷无以化生精微物质,气血津液来源不充,故而出现乏力,血不养精,脑窍失去濡养,所以头晕。久居空调房间贪凉,阳气遭受抑制故怕冷,阳主动、主升,气虚日久及阳,清阳不升,故头晕、乏力、多梦。红参、茯苓、白术、甘草益气健脾,升举清阳。熟地、当归、川芎、白芍补血养血。一味肉桂,用量虽少,但加入大队补气养血药中,有温运阳气,阳生阴长,鼓舞气血生长的功效。不可忽视健康教育处方:改变不良生活方式和饮食习惯,坚持户外运动。

吾师徐老说,此患者实际上患了"空调病",缘于对非时之寒冷的过度享受。当今临床上类似"空调病"这类所谓"现代文明病"不在少数,足见提高现代公民卫生素养迫在眉睫。我们老祖宗早在2 000多年前的《黄帝内经》中就指出"四时阴阳者,万物之终始也,死生之本也,逆之则灾害生,从之则疴疾不起,是谓得道""阳气者,若天与日,失其所则折寿而不彰"。科学的进步和社会发展的日新月异,但古老的养生之道和治未病理念并未过时。

（高桂香整理）

水肿（阳虚水泛）

患者,徐某某,男,72岁。

初诊:2017－10－31

主诉:浮肿1周。

病史:近3年来反复出现咳喘不适,秋冬季易发作,并渐出现肢体浮肿,曾多次在我院住院治疗,诊断为"慢性阻塞性肺病、慢性肺源性心脏病",平素不规则口服"呋塞米、螺内酯"。近1周患者出现肢体浮肿加重,腰以下为甚,按之凹陷不起,伴面色㿠白,腰酸冷痛,四肢厥冷,咳不甚,伴胸闷气喘,喘促难卧,动则喘甚。刻下:面浮身肿,气促,无发热,无咳嗽,无哮鸣有声,舌质淡胖,苔白,脉沉细。

诊断:中医诊断:水肿（阳虚水泛）

西医诊断:慢性肺源性心脏病

治法:温补脾肾,化气行水

方药:真武汤合五苓散加减

附片6克	茯苓10克	白术10克	白芍10克
泽泻20克	肉桂3克	桂枝6克	楮实子10克
黄芪10克	车前子15克	半枝莲15克	冬葵子10克
玉米须30克	冬瓜皮20克	葶苈子20克	麻黄6克
炒莱菔子10克			

5剂,每日1剂,水煎服。

二诊:2017-11-04

患者肢体浮肿好转,诉胸闷、喘促,动则加重,腰膝酸软,小便清长,咳嗽痰白,咯吐不利。

上方去半枝莲 15 克,改成葶苈子 30 克、附片 12 克、肉桂 6 克,5 剂,用法同前。

三诊:2017-11-09

患者肢体浮肿缓解,仍腰膝酸软,怯寒神疲,动则喘闷。

上方,去葶苈子,加鹿角 3 克,5 剂,用法同前。

四诊:2017-11-14

患者无浮肿,喘闷、形寒肢冷均好转,继巩固治疗,上方不变,7 剂,用法同前。

【按语】《景岳全书》中说:"凡水肿等证,乃肺、脾、肾三脏相干之病。盖水为至阴,故其本在肾;水化于气,故其标在肺;水唯畏土,故其制在脾。今肺虚则气不化精而化水,脾虚则土不制水而反克,肾虚则水无所主而妄行。"故治疗水肿以调理肺脾肾三脏为根本。本案以真武汤温阳利水,五苓散通阳化气利水,同时佐以楮实子补肾利水;黄芪补气利水;半枝莲、冬葵子、玉米须、冬瓜皮加强利水消肿;葶苈子、麻黄宣利肺气,平喘利水消肿;莱菔子降气化痰平喘。二诊水肿势缓,倍附片、肉桂用量,加强温阳化气,先后去半枝莲、葶苈子苦寒之品,免伤阳之弊。三诊水肿消除,急则治标,缓则治本,善后加鹿角峻补肾阳以培本。

(徐少军整理)

脱发(肝肾亏虚,气血不荣)

患者,邵某某,女,33 岁。

初诊:2017-09-18

主诉:脱发 1 月余。

现病史:近 1 月来出现明显脱发,外院就诊口服激素治疗,疗效欠佳,现头顶部头发稀疏欠光泽,部分可见指甲盖大小的脱光,头发易断,月经量少,色暗含血块,经行7～8天,面色不华,可见色斑,舌淡紫苔薄白,脉细。

诊断:脱发(肝肾亏虚,气血不荣)

治法:滋补肝肾,活血化瘀

方药:七宝美髯丹合桃红四物汤加减

补骨脂 10 克	丹参 10 克	女贞子 10 克	菟丝子 10 克
巴戟天 10 克	墨旱莲 10 克	鸡血藤 10 克	全当归 10 克
益母草 15 克	桑葚子 30 克	牛膝 15 克	桃仁 10 克
红花 10 克	何首乌 15 克	生地黄 15 克	川芎 10 克
赤芍 10 克			

颗粒剂 7 剂,每日 1 剂,开水冲服,早晚各 200 毫升。

二诊:2017 - 09 - 26

服药后未发现不适之症,原方继服 15 剂。

三诊:2017 - 10 - 15

晨起梳头发时有少量脱发,前额发际线周围可见少许新生毛发,此次月经来潮无血块,舌质较前转红,睡眠佳。前方再服 15 剂。

【按语】吾师徐老认为脱发临床辨证分为虚实两证,虚证因气血不足,肝肾亏损,脾虚失运,实证因气滞血瘀,肝郁气滞。临床以肝肾不足,血虚血瘀较多见,但现代社会精神压力大,心态浮躁或情志抑郁,肝郁气滞,肝郁脾虚临床也屡见不鲜。本案徐老认为虚实夹杂,虚则肝肾精血不足,生发无源,实则气血淤滞,不能濡养毛发,七宝美髯丹合桃红四物汤滋补肝肾,养血活血化瘀,标本兼治,相得益彰。

(嵇达华整理)

妇 科

经期延长(血瘀)

患者,邹某某,女,14岁。

初诊:2018-09-17

主诉:经期延长伴月经过多半年。

病史:患者为14岁女生,2年前来月经,初无异常,近半年以来,月经每次延长月余,量多色深红,质地黏稠有血块,伴少腹隐隐痛不舒,平时月经间期也时有小腹隐隐胀痛不适。刻下:舌淡紫,苔薄白,脉涩。

诊断:经期延长(血瘀证)

治法:活血化瘀,固冲止血

方药:徐老自拟方

当归10克	炒白芍10克	甘草3克	木香6克
益母草15克	贯众15克	熟地黄10克	棕榈炭10克
酒女贞子10克			

3剂,每日1剂,水煎服。

二诊:2018-09-20

月经仍未净,腹痛较前有所缓解,继续活血化瘀、固冲止血治疗。

当归10克、炒白芍10克、地榆炭10克、木香6克、益母草15克、贯众15克、熟地黄10克、茜草炭10克、马齿苋15克。

5剂,每日1剂,水煎服。

三诊:2018-09-25

经量明显减少,几近停止。予"归脾丸"每次10粒,每日3次,温开水送服,续用1月。随访1年,未有复发。

【按语】经期延长伴月经量多,属青春期月经病之常见。但本例经期延长已经1月余,有成"崩漏"之趋势,不可等闲视之。本案宗"漏久宜通"和"瘀血不去,则新血不得归经"论治,应手取效。

(张培培整理)

经期延长(气不摄血)

患者,邵某某,女,33岁。

初诊:2019-01-21

主诉:月经淋漓不尽20余天。

现病史:月经淋漓不尽,20余天不止,面色萎黄,神疲懒言,面色憔悴,平素畏寒,睡眠欠佳,刻下月经色淡清稀、量少,无血块,舌淡,苔薄,脉细。

诊断:经期延长(气不摄血)

治法:益气摄血

方药:徐老自拟方

黄芪30克	当归10克	木香6克	白芍10克
丹参10克	红景天15克	艾叶10克	炙甘草6克
益母草120克			

颗粒剂7剂,每日1剂,开水冲服,早晚各200毫升。

二诊:2019-01-28

上方服3剂后出血止。

嘱其饮食调摄,固护脾胃以求月经周期恢复正常。

【按语】离经之血为血瘀,瘀血不去,则新血不得归经。本案处方用益母草120克祛瘀调经,与当归、木香、白芍、艾叶合成一方,为吾师徐老治疗青春期宫血的经验方。有研究表明,益母草有增强子宫收缩力的功能,与垂体后叶素、麦角新碱相似,但临床用量需至120克方可奏效。患者一派气血亏虚之象,故加黄芪益气摄血,红景天益气养血,丹参一味,功同四物,养血生血活血。诸药合用,促成新血归经。

(嵇达华整理)

带下病（湿热瘀滞）

患者,郑某某,女,50岁。

初诊:2018-04-13

主诉:带下量多1月余。

刻下:带下色黄质黏稠,有臭气,外阴瘙痒,小腹隐痛,口苦,小便黄赤,时有尿痛,大便正常。纳呆,舌红,苔黄腻,脉滑数。B超示:慢性盆腔炎。

诊断:带下病（湿热瘀滞）

治法:清热利湿,活血化瘀

方药:徐老自拟方

蒲公英30克	紫花地丁15克	丹参10克	黄芪20克
桃仁10克	香附10克	皂角刺12克	连翘10克
败酱草30克	马齿苋30克	马鞭草10克	虎杖15克
鱼腥草15克	肉桂3克		

颗粒剂5剂,每日1剂,开水冲服,早晚各200毫升。

二诊:2018-04-19

带下量减少,色淡黄质稍稠,臭气较前减轻,小腹不痛,时有外阴瘙痒,小便恢复正常。效不更方,继服原方7剂,服法同前。

三诊:2019-04-27

带下色、质、量均趋正常,无臭气及外阴瘙痒。

【按语】《傅青主女科》:"夫带下俱是湿症"。患者湿热蕴结下焦,损伤任、带二脉,故而带下量多。湿热瘀结,阻遏气机,气滞血瘀,则小腹作痛。湿热内盛,阻于中焦,则口苦纳呆,小便黄赤。徐老自拟方针对湿、热、瘀、滞,共12剂,一方到底,祛邪务尽。

（樊宗杨整理）

乳癖(肝郁血瘀)

患者,任某,女,31岁。

初诊:2019 - 01 - 14

主诉:双侧乳房内有小肿块3月余。

病史:近三月来发现双侧乳房内有小肿块,界限清楚,推之可移,经前胀痛,平时无不适症状。性情急躁易怒,偶有胸闷,二便如常。舌淡红,苔薄白,脉弦。查B超示:乳腺小叶增生。

诊断:乳癖(肝郁血瘀证)

治法:疏肝解郁,化瘀散结

方药:徐老自拟方

当归10克	熟地10克	三棱10克	莪术10克
茯苓10克	桂枝6克	夏枯草10克	川牛膝10克
王不留行10克	土鳖虫10克	鹿角片3克	柴胡6克

颗粒剂5剂,每日1剂,开水冲服,早晚各200毫升。

嘱其畅情志,适度运动。

二诊:2019 - 01 - 20

无特殊不适。预期5日后月经即将来潮,遂再服5剂,以观其经行乳房胀痛有无。

三诊:2019 - 01 - 24

月经来潮,无经前乳房胀痛。再续服前方1个月,以观其乳房胀痛如何,肿块有无缩小。

【按语】乳癖一症,为门诊常见病。结合现代医学,该病有良性、恶性之分,预后有天壤之别。故乳癌的早期发现,门诊医生责无旁贷,诊断必须与时俱进,钼靶检查和超声检查不可忽视。本案经B超示:乳腺小叶增生。中医诊断和辨证治疗符合规范,近期疗效尚称满意,远期疗效有待追访。

(樊宗杨整理)

产后缺乳（肝郁气滞）

患者,史某某,女,24岁。

初诊:2017-12-04

主诉:产后缺乳20余天。

现病史:顺产一女婴后情绪低落,现双侧乳房乳汁少,乳房胀痛,心情烦躁,舌质淡,苔薄白,脉弦数。

诊断:产后缺乳症（肝郁气滞）

治法:疏肝理气,通络下乳

方药:徐老自拟方

红参10克	当归10克	漏芦15克	柴胡12克
路路通15克	小通草10克	炒王不留行10克	川芎15克
滑石30克	冬葵子10克	白芷18克	焦六神曲10克
山楂10克			

颗粒剂3剂,每日1剂,开水冲服,早晚各200毫升。

嘱患者家属配合,对产妇进行心理疏导,息恼怒。

【按语】产后缺乳的辨证无非虚实两端。盖"乳汁之化,原属阳明,必得肝木之气以相通,始能化成乳汁"。本案产后羞愤成郁,显属肝郁气滞之实证,故立法疏肝理气,通经下乳,处方重用白芷者,以其为阳明经引经药,清代傅青主及近代蒲辅周等前辈大师均推崇白芷"通经下乳",虚实兼宜。用红参者,以其产后20余天,毕竟气血亏虚尚在恢复,有形之血不能速生,而无形之气所当急固,从而有益滋生乳汁。

（嵇达华整理）

绝经前后诸证——汗证（阴虚火旺）

患者,李某某,女,56岁。

初诊:2018-06-20

主诉:心烦出汗1月。

病史:近1月来反复感心烦,时有面赤出汗,午后尤甚,并有头昏,夜眠不宁,测血压160/100 mmHg,予厄贝沙坦0.15,1日1次口服,后复测血压135/90 mmHg,但上述症状无缓解。刻下:时有心烦出汗,头昏不适,夜眠不安。无咳嗽气喘,无多饮消瘦,无口渴口苦,不恶寒。食纳正常,二便调。4 年前绝经,无特殊病史。查血压 130/80 mmHg,形体适中,面色如常,舌质稍红,苔薄,脉弦细。

  诊断:中医诊断:绝经前后诸证——汗证(阴虚火旺)

    西医诊断:围绝经期综合征

  治法:滋阴泻火

  方药:当归六黄汤

| 当归 10 克 | 生地 10 克 | 熟地 10 克 | 黄芩 10 克 |
| 黄柏 10 克 | 黄连 6 克 | 黄芪 20 克 | |

3 剂,每日 1 剂,水煎服。

  二诊:2018-06-24

诸症略有改善,但效果不显著,复测血压 140/85 mmHg,舌脉同前。诊断及治法同前,上方加白芍 10 克、栀子 10 克养阴清热,继进 3 剂。

  三诊:2018-06-27

心烦出汗较前均明显改善,头昏失眠亦有所好转。舌红减轻,苔薄,脉弦细。嘱上方继进 3 剂。

回访知其 3 剂药服后诸症皆平,嘱其六味地黄丸口服善后。

【按语】经云:"女子七七,任脉虚,太冲脉少,天癸竭,地道不通",月经将断而至绝经。在此生理转折时期,易导致肾的阴阳平衡失调而发病。这是因为:第一,奇经八脉皆属于肾。古无专属奇经之病,亦无专入奇经之药。生理状态十二经气血有余,则溢入奇经,有病在亦必日久病深,由正经而侵入之。故辨证论治仍从肾。第二,肾藏真阴、真阳,乃先天之本。"五脏相移,穷必及肾",而肾之阴阳偏颇,每易波及其他脏腑病变。以上为绝经前后诸病的一般病机。

本案女性年逾半百,适值绝经后,主症"心烦出汗"乃绝经前后诸症中的常见症候。缘由老年肾阴不足,阴不维阳,正所谓"真阴以肾为宅,以阴为妃,肾虚阴衰,则阳无偶而荡矣"。阴虚上越,故心烦出汗。水亏不能上制心火,心神不宁,故夜眠不安。法当滋阴降火,当归六黄汤主之。第二诊加白芍、栀子者,取白芍敛阴止汗,栀子泻火除烦。

吾师徐老十分注重诊余反省,进与病谋,退与心谋。他说本案处方仍有缺陷。因为患者阴虚火旺辨证精准,阴虚为本,火旺为标。扶正祛邪当分主次轻重,假如首诊就将生地、熟地、黄芪三味各用至 30 克,达到扶正以祛邪的力度,或许能疗效如桴鼓。徐老风趣地说:"多当一些'事后诸葛亮'也好,为的是今后能多当一些'事前诸葛亮'。"

                (吕承菲整理)

皮肤科

湿疮(湿热)

患者,李某某,男,40岁。

初诊:2019-06-28

主诉:手足心灼热瘙痒半月余。

刻下:心烦口渴,舌红,苔薄白,脉数。

诊断:湿疮病(湿热证)

治法:清热利湿止痒

方药:徐老自拟方

黄精60克	蛇床子30克	地肤子30克	白鲜皮30克
石榴皮30克	苦参30克	白矾15克	藿香30克
虎杖50克	生大黄50克		

草药饮片7剂,煎汤待冷却后湿敷患处。每剂2天,每天湿敷2～3次,每次1小时左右。

医嘱:治疗期间,患处忌接触肥皂水或洗衣粉水。

二诊:2019-07-05

瘙痒较前稍好转,舌红苔薄。续用7剂。

三诊:2019-07-12

偶有瘙痒,前方续用。

1月后随访,未复发。

【按语】本案为湿热病因的湿疮瘙痒证,治疗采用中药湿敷外用方法,比起单纯外洗患处来,药效利用较充分而持久。内经云:"诸疮痛痒,皆属心火"。本案如能再配以清心火、利湿热的中药口服,与外敷中药相辅相成,庶几事半功倍。

(樊宗杨整理)

小儿头面部疖肿（热毒壅聚）

患儿,姜某某,男,7岁。

初诊:2019 - 06 - 24

主诉:眉心疖肿4天。

现病史:4天前眉心皮肤上突起一粟粒样脓头,伴周围红肿疼痛,肿势逐渐增大,四周浸润明显,伴有发热,双侧眼睑水肿,睁眼受限制。体温38.5℃,血常规示:白细胞$15.2×10^9/L↑$,中性粒细胞比率65.8%,患儿家长拒绝西药治疗,要求中药治疗。舌红苔黄,脉浮数。

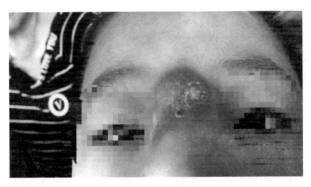

（附患儿头面照片）

诊断:眉心疖(热毒壅聚)

治法:清热解毒,散结消肿

方药:中成药六神丸、蒲地蓝口服液、银翘解毒胶囊,口服,常规剂量。

如意金黄散适量,醋调糊状,外敷患处。因本院暂缺成药,故改为颗粒剂:

大黄5克	黄柏5克	片姜黄5克	白芷5克
制天南星5克	陈皮3克	炒苍术3克	厚朴3克

2剂,醋调成糊状,适量外敷。

二诊:2019 - 06 - 27

患儿热退,双眼眶水肿消退,漫肿局限于眉心,脓肿破溃,疼痛缓解,停外用药,继续口服中成药肃清余毒。

三诊:2019 - 06 - 30

患儿未到,其母代诉,肿消痛止,已痊愈。

【按语】颜面部疖疮乃急性化脓性疾病,中医认为火热毒瘀为患。火热毒蕴蒸肌肤,以致气血凝滞,热胜肉腐。若火毒炽盛,内燔营血,则成走黄重症。作为儿科医师,此类头面部疖肿在我日常的门诊和病房工作中并不少见,因有发热、肿痛、血象高等明显细菌感染征象,常以抗生素治疗为主。吾师徐老对此类疾病单纯中药治疗,疗效颇佳。外用药物如意金黄散清热解毒,消肿散结,脓未成者可以消散,脓已成者可以促其速溃,内服中成药物加强清上焦之热毒,消肿止痛。六神丸、蒲地蓝口服液、银翘解毒胶囊都是根据古方化裁的现代中成药,可改善中药汤剂的口感,解决儿童服药的困难和依从性差的缺点。

本案疖肿在头面,位在上焦。银翘解毒胶囊和蒲地蓝口服液的适应证正合"治上焦如羽,非轻莫举"之义。银花、连翘号称"疮疡圣药",有"中药抗生素"之美誉。蒲公英长于清热解毒、兼消痈散结,"治一切疔疮红肿热痛诸症"。六神丸更是家喻户晓,蜚声海内、外的清热解毒、散结消肿的传统制剂,本为咽喉肿痛、口舌生疮而使,现推广用于一切阳证肿毒,老少皆宜。

值得一提的是,还不能将中药治疗感染性、化脓性疾病的机制等同于西药抗生素来理解,徐老说,结合近半个多世纪以来的研究证明,中药抗感染的机制还有增强和调动免疫功能这一层面,即所谓"正气存内,邪不可干",扶正即所以祛邪的作用。所以,各科临床抗感染,中药都应该而且可以介入。当下各种耐药菌株猖獗而西药抗生素又被保护性地控制使用,则发扬中医中药治疗感染性、化脓性疾病的特长大有可为。

（嵇达华整理）

扁平疣（风毒外袭,瘀血湿热内蕴）

患者,杨某某,男,31 岁。

初诊:2017 - 09 - 26

主诉:双前臂皮疹伴瘙痒 6 年,加重 1 周。

病史:6 年前发现双前臂散发绿豆大小皮疹,时有瘙痒不适,曾多次在外院诊治,诊断为"扁平疣",治疗效果不佳,具体用药不详。近 1 周皮疹瘙痒明显,无破溃渗液,无恶寒发热,无咳嗽气喘,无口渴多汗,食纳如常,二便调。查面色如常,形体正常,双前臂散在绿豆大小皮疹,颜色晦暗,无红肿渗液,舌淡红苔薄白,脉弦涩。

诊断:扁平疣(风毒外袭,瘀血湿热内蕴)

治法:清热利湿,疏风活血

方药:中成药尿感宁颗粒每次 10 克,开水冲服,1 日 3 次。血府逐瘀胶囊每次 4 粒,1 日 3 次,口服。汤剂自拟方如下:

白茅根 15 克	连翘 10 克	石膏 30 克^{先煎}	甘草 3 克
防风 6 克	赤芍 10 克	土茯苓 30 克	生地 10 克
地骨皮 10 克	薏仁 30 克		

7 剂,每日 1 剂,水煎服。

二诊:2017 - 10 - 13

瘙痒明显好转,食纳可,二便调,查见皮疹较前亦有所消退,舌淡红苔薄白,脉弦涩。诊断及治法同前,尿感宁颗粒继服,去血府逐瘀胶囊,汤药去石膏,加川芎 6 克、桃仁 10 克、红花 6 克、牛膝 10 克,继进 7 剂。嘱其避免酒甘厚味及辛辣饮食。后经回访得知,服药后皮疹瘙痒明显改善,因其外出务工,未再复诊。

【按语】徐老认为本案扁平疣乃风毒外袭,未得及时疏散,病久化瘀化热,内不得疏泄,外不得透达,郁于肌肤腠理之间而发为疣。本案单从四诊分析,难以察见热毒血瘀之真相,应当辨病辨证相结合,从中医病因病机学推理:风性轻扬,善行而数变,大凡痒症,皆因风邪。《内经》云:"诸疮痛痒,皆属心火",热毒即是火。病久有瘀,风邪为患,也往往夹瘀夹湿。大凡突出于皮外的有形疹块或发于内脏肌肉的小结块,都可以看作"微型癥积",都有气滞血瘀。总而言之,风湿毒热瘀相因为患,沆瀣一气。"谨守病机,各司其属"。现代中成药尿感宁清热利湿,血府逐瘀胶囊活血化瘀,自拟方清热利湿,养血祛风。全方位、多角度以攻邪为第一要务。理法方药丝丝入扣,经年的痼疾迎刃而解。

(吕承菲整理)

第三部分

医 话

治学感悟

在全国基层名老中医专家
徐承祖传承工作室建设项目启动仪式上讲话

徐承祖　2017 年 9 月 12 日

尊敬的陈化主任、闵克华院长、张平副书记、沈平副院长,各位同仁:

经过几天阴雨之后,天公作美,阳光普照,秋风送爽。在这样一个美好的时刻,我非常高兴也非常荣幸,参加今天的启动仪式。当前,我国中医药的发展正处于历史上最好时期。国人期盼已久的《中医药法》,已于去年 12 月经全国人大通过,并于今年 7 月 1 日正式实施。这部史无前例的《中医药法》及其配套文件的陆续出台,把传承和发展中医药事业提升到国家战略高度,为中医药振兴提供了许多前所未有的政策支撑和条件保障。众所周知,历史上中医药曾经对我国 5 000 年文明作出过重要贡献。当今生物医学模式正在向生物—心理—社会医学模式转变,人民群众对中医药服务有着旺盛的需求。健康中国建设也需要中医药作出更大贡献。在"一带一路"建设和构建人类命运共同体的国际文化交流中,中医药已成必选项目。一些中外媒体把大熊猫、中国高铁、中国核能和中医药并列为当今中国对外交往的"四张名片"。总之,中医药事业面临"天时、地利、人和"的历史发展机遇。

为贯彻落实《中医药发展战略规划纲要(2016—2030 年)》,传承基层名老中医药专家学术经验,探索基层名老中医药专家经验传承和基层中医药人才培养的有效方法及培养模式,按照国家中医药管理局要求,2017 年江苏省中医药局在全省县级中医医疗机构遴选一批基层名老中医药专家,开展全国基层名老中医药专家传承工作室建设项目,这是党和政府发展中医药的一项顶层设计。全省入选 19 家,我县和我本人有幸名列其中,让我又是惊喜,又是遗憾。惊喜的是,在我即将告别医坛之际,还能为金湖中医药事业赢得一个建设项目,为金湖中医药的传承和发展作一点贡献;遗憾的是,机遇来得迟了一点。我今年七十有五,接近江苏人均预期寿命七十八岁,对照工作室建设三年周期的目标任务,诚恐力不从心和有生之年可能不够用。但我并不悲观。县卫计委和中医院领导对本工作室的创建十分重视,在本工作室项目申报之后,就反复研究并逐步落实工作室的硬件,同时安排一批年轻有为、热爱中医药事业的后起之秀,组建工作室的团队。并明确一位精明强干的科主任担任本工作室负责人,因为完全符合上级对工作室负责人申报条件的要求,即具有较高的临床水平、较强综合管理与沟通协调能力,所以能顺利获得江苏省中医药局批准。我始终坚信:事在人为。有领导重视,团队努力,再加上公众和同行的支持,待到三年期满时,我们一定能不负重托,不辱使命,胜利通过国家中医药管理局的评审验收。

"老牛明知夕阳短,不用扬鞭自奋蹄"。我的良知,我的人生观价值观,决定我不能辜负领导和公众的器重和厚爱。我决心在有生之年,只要不痴呆,将为善始善终完成工作室任务而竭尽全力,不折不扣地兑现承诺。为此,我撰写一副对联作为本工作室的宗旨,上联是:"传承祖国优秀医学遗产",下联是:"追踪全球最新专家共识"。就是说,要古为今用,洋为中用,与时俱进,发展创新。我还借用周恩来的一则格言,作为本工作室的室训:"板凳要坐十年冷,文章不写半句空"。就是说,要静下心来,认认真真读经典,仔仔细细看病人,力戒心态浮躁;坚持求真务实,恪守学术诚信,杜绝学术不端。

各位领导,各位同仁!机不可失,时不再来。我们工作室于8月初开始运作,一切按照考核标准的要求贯彻落实。我们深知任务重、时间短,欲达预期目标,首先要靠我们团队自身的努力,同时也离不开方方面面的支持和呵护。今天举行的启动仪式和在座各位的光临,本身就是对我们传承工作室的赏光和支持,请允许我代表本工作室团队表示衷心的感谢!

谢谢大家!

(张小芹整理)

读"栝蒌枳实汤"三篇文章后的感想

徐承祖

读了《江苏中医》关于叶老"栝蒌枳实汤"的三篇文章后，受到了很多的教诲，思想豁然开朗。像这样的教学即使在课堂上也是不可多得的。

如何正确认识和运用中医理论的问题，是我们后学者的当务之急。中医理论是祖国历代人民同疾病作斗争的经验总结，绝大部分是正确的。我们后学者只有依靠这些理论才能对付多变的疾病。但是须知，医学是实用科学，医学的理论是来自实践，并且是为了更好地指导实践。应该承认，在现有的科学水平条件下，中医理论尚不足以指导所有疾病的诊治，也就是说，还有些疾病未必就能用目前中医理论来理解；另一方面，即使目前能用中医理论来解释和治疗的，不一定就完全正确，也可能还是"相对真理"。现在党号召我们要继承、发扬和提高祖国医学的道理就在于此，要在我们的实践中检验前人的理论，弃其糟粕，取其精华，充实前人的经验，提高现有的水平。因此，作为一个中医，绝不能脱离中医理论，这是毋庸置疑的。也不能把中医理论看作是万能的数学公式，把疾病看作是应用题，去进行一毫不差的代换运算，甚至置临床症候于不顾，为理论而理论。把个别性前提当作一般规律，重蹈"削足适履"的覆辙。这里的"足"就是多变的症候，"履"就是中医理论。

我们后学者实际经验缺乏，学习以书本知识偏重，每每迷信理论而产生"削足适履"的天真做法，这也是常情。就拿叶老的"栝蒌枳实汤"验案来说吧，起先，我和学员组的同志们一样，也对不拘何种原因的咳嗽不能理解；治标时可以"不拘何种原因"，治"本"时也可以"不拘何种原因"吗？这不是"头痛医头，脚痛医脚"吗？这符合"治病必求于本"吗？产生这些模糊认识的原因，乃是我们对这个证候的理解还不够全面，还不够深刻，还没有找到主要矛盾的主要方面。叶老在"不拘何种原因"的下面还说:"气急咳咯,胶痰浓厚而胸痛有热……"虽未指明何种原因,然而在这些主要证候中,"本"已经意在言外,"本"是什么?"本"是属于痰热互结的范畴。拟方针对痰与热,何尝不是治本之法呢?再结合叶老所举的实例,看遍其描述的证候,根本没有脾肾两虚的丝毫征象,也许有人认为脉象"浮大弦数""重按无力",这不是虚象吗?中医的特点就在于此,认识疾病是因人因时因地制宜,绝不一概而论:浮大弦数为虚。而该患者年近八旬,脏器功能衰退,又身患笃疾,虽系实证而出现浮大弦数之脉,亦何足怪?况该患者的其他证候:舌苔很厚,黄而垢腻,口渴不多饮,颜面潮红,头痛脑涨,咳时更甚,烦热汗出,大便干结,小便少而色浓……心惕烦惊,不能安宁,且有谵语。这明明是肺热,明明是肺实!这才是主要矛盾的主要方面。因此,中医学员组同志们关于其病理机转是"脾肾素虚"云云岂不是无基之楼,无根之花?中医学员组同志们迷信于"脾为生痰之源,肺为贮痰之器",把它当作公式。殊不知脾虚未必皆有痰,有痰未必尽源于脾。在这里,他们恰恰犯了"削足适履"的毛病。

叶老在《讨论的讨论》的文章中,教导我们后学者应该学好毛泽东思想,以正确态度对待中医理论和临床实践的问题。并提出初学者在学习中医的一般理论后,直截了当地学习各家的实践经验——方案和证治,加上自己的实践,以治好病为目的,检验理论,创造理论。这些确实都是阅历有得之谈。

读了关于叶老"栝蒌枳实汤"的三篇文章后,我为我们后学者有像叶老这样循循善诱、诲人不倦的老前辈而感到骄傲;亦对中医学员组同志们的勤学好问的学习精神表示钦佩;更对《江苏中医》杂志举办的这种生动的学术争鸣表示欢迎!以上系个人管窥之见,敬请诸位不吝指教。

收录于《江苏中医》1961 年第 11 期

应重视《伤寒论》自序的学习

徐承祖

张仲景的《伤寒论》,为学习祖国医学所必读。您刊复刊以来,在"中医教学"等栏发表了不少辅导学习《伤寒论》的文章,很受欢迎。但联想到一些初学者,对于要读好《伤寒论》,必须首先精读《伤寒论》自序的问题,却没有足够的重视。往往把学习《伤寒论》的条文当作"分内事",孜孜以求之;而把《伤寒论》自序则当作"题外篇",或者不屑一顾,或者不求甚解。这对于中医基本功的训练,应当说是一个缺陷。

众所周知,古今著书立说者为了陈述著作之意,常常要在书首写"序",或书后附"跋"。其目的是向读者说明该书的时代背景、主要内容、写作意图和写作经过,乃至读该书的态度和方法,以及作者的希望等等。由此可见,"序"的内容的确有别于正文,但它对于我们理解和掌握正文的精神实质,却有着指导和统观全局的作用。从这个意义上可以说,要深刻领会全书,首先要读好序言。

张仲景的"自序",正是这样一篇不可多得的文献。"自序"从三个方面进行了阐述:首先,作者由"余每览越人入虢之诊,望齐侯之色",所显示出来的前人临床医学"才秀",联系到"建安纪年"以来,"举世昏迷""蒙蒙昧昧"的社会现实,无情地鞭挞了一些"趋世之士""竞逐荣势……,唯名利是务"的可鄙行径,及其"曾不留神医药",以致一旦"婴非常之疾",生命断送于"巫祝"与"凡医"之手的可悲下场。接着说明了《伤寒杂病论》(即《伤寒论》和《金匮要略》原版本)的写作意图,和他"勤求古训、博采众方""并平脉辨证"的治学方法。最后,作者深感医道之不易,严肃地抨击了某些医生不学无术和不负责任的恶劣医疗作风。全篇只有600余字,写得哲理深邃,言简意赅,充分显示了医用古文的精炼性和生动性。非精读细玩，则不能得其要领。

不仅如此，我们今天学习"自序"，还可以"古为今用"，从以下三个方面作为借鉴：

第一，学习张仲景理论和实践相结合的治学精神，并用这种精神指导读张仲景之书，指导读其他中医著作。《伤寒杂病论》完成于张仲景，绝不是偶然的。它是先秦、两汉以来劳动人民长期同疾病作斗争的经验总结。正如"自序"所说，是张仲景"勤求古训"，"撰用素问、九卷、八十一难、阴阳大论、胎胪药录"的医药学理论，以及"博采众方""平脉辨证"的医疗实践相结合的产物。我们从"自序"中明确了这个指导思想，再读《伤寒论》条文时，就不但能够比较自觉地运用《内》《难》二经所阐述的阴阳五行、脏象经络、病因病机等中医基本理论，去分析和理解张仲景奠定的辨证论治的诊治大法，从而加深对祖国医学系统性的认识；并可以此为范例，自觉地注意联系临床实际，把条文式的理法方药变成活生生的临证指南，不至于胶柱而鼓瑟。例如当我们掌握了"自序"这一精神实质，阅读《伤寒论》的"阳明篇"时，再联系《内经》关于"六腑者，传化物而不藏，故实而不能满"的生理功能，就不难理解"阳明之为病，胃家实是也"这一提纲，以及阳明病下法三承气汤的方义；同样，只有进而联系临床实际中具体的痞、满、燥、实的四大证候，方能真正掌握"腑病宜通"的治疗原则。这样在临症时，如果遇到癃闭患者兼见腹满痛、便秘、苔厚、脉实的证候，自然会想到运用承气汤攻下。俾腑气一通，小便自解，庶不致为"肾虚气化不及州都"所囿。

第二，学习张仲景的创新精神，用发展的眼光看待祖国医学。纵观中医对热病的认识过程，《素问·热论》等篇虽然对外感热病已作了论述，但由于在辨证上拘于"计日传经"；在论治上仅提出"可汗"和"可泄"两个原则，且无具体方药，故还不能直接指导和解决"横夭之莫救"。而张仲景的《伤寒论》在辨证上虽沿用了《素问·热论》的"六经"之名，却赋予了新的内容。这就是：传经不拘时日，传与不传，全以脉证为凭；在论治上主张"观其脉证""随证治之"，并且从《内经》的"汗""泄"两法发展为397法、113方。从而，奠定了中医辨证论治的理论基础，这是中医在热病临床上一次大胆的创新，也为后世温病学说的产生打下了基础。其实，他在创立伤寒学说的当时，已在"自序"中声称：自己的学说"未能尽愈诸病"，并表明他是反对"各承家技，终始顺旧"

的。可见，仲景本人并不认为他的《伤寒论》已经穷尽热病之诊治。这正是他可贵的创新精神之所在。医疗实践业已证明：温病学孕育产生于伤寒学，但又"青出于蓝而胜于蓝"，比起伤害学来，温病学又有所前进和发展，并足以羽翼《伤寒论》原著。因此，学习张仲景的创新精神，即使在今天，仍然有着重要的现实意义。

第三，借鉴张仲景"爱人知人"的人道主义精神，加强我们的医德等方面的修养。在医德方面，"自序"中提倡"救贫贱之厄""爱人知人"，并告诉读者他之所以要撰著《伤寒杂病论》，是由于"感往昔之沦丧，伤横夭之莫救"。这种高尚的医德修养，正是造就一代良医的首要条件。在医学修养方面，"自序"中指出：医学科学"玄冥幽微，变化难极。自非才高识妙，岂能探其理致哉？"因此，他主张"精究方术"，反对"不念思求经旨，以演其所知"。"自序"还抨击了"省病问疾，务在口给"的江湖骗术，竭力反对"相对斯须，便处汤药。按寸不及尺，……明堂阙庭，尽不见察"的草率从事的作风和主观片面的思想方法。我们学习张仲景"自序"时，上述这些见解很值得我们借鉴。但由于时代的局限，"自序"中也有美中不足之处（如结尾引用"生而知之"云云），则不应成为我们兼收并蓄的内容。

收录于《中医杂志》1981年第22(7)期

室训的激励与警示

　　全国基层名老中医药专家徐承祖传承工作室成立之初，徐老以一句"板凳要坐十年冷，文章不写半句空"名人名言，作为本工作室的室训。这既是徐老做人、行医的底线和治学之道，也是对我辈入门弟子的激励与警示。

　　"板凳要坐十年冷"说的是"读万卷书"，要有"悬梁刺股"的专心，"磨杵成针"的耐心和"愚公移山"的恒心。

　　吾师徐老出生中医世家，寝馈岐黄殿堂六十载。他认为：中医药学博大精深，源远流长。历经数千年的文化积淀，中医药的五大特色内涵——整体观念、辨证论治、治未病理念、行之有效的非药物疗法和丰厚的人文底蕴，蕴藏于浩如烟海的中医古典医籍之中。因此"勤求古训"，任重而道远。我辈虽然经过"十年寒窗"，又接受过大学本科教育，也只不过刚刚看到中医药学的"大门"，而要达到"登堂入室"，还必须下定"板凳要坐十年冷"的决心，静下心来，继续潜心"读万卷书"；徐老还认为，中医药学既古老又年轻。自然界是处在不断运动变化之中，人与自然是一个统一的整体。人类疾病谱、死因谱的改变、医学模式的转变，传统六经辨证、卫气营血和三焦辨证与现代疾病传变方式的不相适应，现代理化检查发现的，诸如血液生化指标异常、致病微生物以及其他一些微观病理形态，凡此等等，都为现代中医药学的发展创新提出了新课题，都可以而且应该从古典医籍中"博采众方"，优选治疗方法和手段。同样需要下定"板凳要坐十年冷"的决心，静下心来，像屠呦呦研究青蒿素那样，数十年如一日甘于寂寞，矢志不移。

　　吾师徐老十分推崇陆游的名言"汝果欲学诗，工夫在诗外"。徐老说，要当好医生，不仅要兼收并蓄医学领域当代全球最新专家共识，而且还要具备优良的人文素养。他要求我们广泛涉猎哲学、历史、文学、艺术以及美学等方面知识,以此拓展思维。看似漫无目的地走马观花,但经过日积月累,潜移默化,渗透到自己的临床实践和科研探索中,自能厚积而薄发。如果没有"板凳要坐十年冷"的耐力和韧劲,那也是不可想象的。

"文章不写半句空"的含义,吾师徐老的理解是:一是"务实",二是"求真"。

文章广义指著书立说,狭义指短篇。文章是"立言"的记录。"谓言得其要,理足可传,其身既没,其言尚存"(《左传》)。人生在世几十年,欲在某一领域立一家之言,谈何容易! 徐老说,一副楹联上下联的主题都是有内在联系的。从这个内在联系上来理解,则上联"坐冷板凳"和下联"不写空文章"的主题都是指"做学问"和"立言"。上联说的是精神和态度,下联说的是学风和文风。

务实,就是要言之有物,有的放矢,一切从实际出发,反对言之无物,杜绝"无病呻吟"。一部中国医学史,就是中华民族在几千年医疗实践中与疾病作斗争的历史。没有东汉末年伤寒热病的流行,不可能产生《伤寒杂病论》;没有金元时期社会动乱,灾祸频仍的社会背景,不可能出现金元四大家的学术争鸣;没有明清以来温病和瘟疫的流行,不可能产生温病学说和《瘟疫论》。同样,没有 20 世纪世界范围的疟疾流行,也不可能有青蒿素的古药新生。所有这些学术成就,都是各个时代国医大师们胸怀治病救人的仁心,从客观实际出发,瞄准民众疾苦有的放矢而取得的。吾师徐老即将步入杖朝之年,仍坚持门诊一线,关注社会热点问题。就在今年春节,新冠肺炎刚流行时,眼看西医药暂无特效疗法,几天来未见媒体报道中医药的介入。徐老焦急之心溢于言表,他在微信群里拍案而起:"中医药抗疫有一定优势,此时不上,更待何时耶?"不到一周时间,中央媒体果然报道各地抗疫已有中医药介入,而且初见成效。

求真,就是要实话实说,实事求是,一切要经得起实践的检验。反对不求甚解,反对言行不一,杜绝弄虚作假,杜绝学术不端。

"真"就是事物的本来面目,科学研究就是"求是""求真",探索万事万物的本来面目。客观世界和主观世界的本来面目,留给我们的"必然王国"还很多,需要我们认认真真去探索。从"必然王国"走向"自由王国",需要付出长期、艰辛的努力。急功近利不可取,浮躁之风不可长。我们每一句话,每一个数据,每一个结论,都要经得起实践的检验。这应该是"文章不写半句空"的真谛,吾师徐老如是说。

　　"求真",在学术界就是要讲究"学术诚信",这是"文章不写半句空"的又一层内涵。中华民族自古以来崇尚诚信,在当代,党和政府又把"诚信"列为24字社会主义核心价值观之一。与学术诚信相悖的是学术不端,古今中外都有。当前与我们密切相关的"学术不端"表现主要有:一是言过其实,"嘴尖皮厚腹中空"不脸红,哗众取宠,大言不惭;二是炮制光怪陆离的虚假广告词,坑害消费者,唯利是图;三是不具备医药资质的非专业人员,冒充大师,非法行医,编造假药和所谓保健品的医疗保健功效,伪科学鱼目混珠;四是医学论文弄虚作假,以不正当的手段谋取职称晋升和学位认可的条件。凡此四种学术不端表现,都有一个共性,那就是一个"假"字,其目的都是一个"欺"字。一个文明社会,决不能容忍"假"字成风,要形成"老鼠过街,人人喊打"的态势,将学术不端的垃圾言论和垃圾文章曝光,扫进历史的垃圾堆。

　　吾师徐老说,我们中华民族素有"大医精诚"的优良医德传统。"精诚"者,医术精湛,医德高尚也。我们每一个有良知的义务人员都要"不忘初心、牢记使命",从我做起,义无反顾地践行"医乃仁术",诚信为本,自觉与学术不端彻底绝缘。

(徐少军整理)

从整体观念和人体生态平衡谈
脚癣到底该不该治疗

中医学整体观念强调人与自然是一个有机的整体,人体自身是一个有机的整体。这与现代科学和现代医学的自然界生态平衡和人体生态平衡不谋而合,而我们中医前辈们早在几千年前就认识到这点。在一次跟师学习中,患者姜某,男,63 岁,2017 年 10 月 9 日初诊。主诉:既往有脚癣病史 10 余年,4 年前外用药膏治愈。近 3 年来腹部、头部及双肩皮肤瘙痒,加重 2 月。瘙痒处皮肤丘疹,瘙痒难忍,有渗液,食纳佳,二便调。舌淡红,苔黄腻,脉滑弦。经多次治疗,均无效。四诊合参,徐老辨病为"癣证",辨证为风湿郁于肌表,治法疏风、养血、祛湿。徐氏自拟方:荆芥 10 克,防风 6 克,苦参 10 克,地肤子 10 克,土茯苓 15 克,炒蒺藜 10 克,益母草 15 克,当归 10 克,木通 3 克,菝葜 15 克,路路通 10 克,川芎 6 克,黄芪 20 克,地黄 10 克,炙甘草 3 克。颗粒剂 7 剂,每日 1 剂,早晚各 200 ml 开水冲服。7 天后复诊,效不佳。舌淡红,苔黄腻,脉弦滑。徐老在原方的基础上,又加中成药"尿感宁"清热利湿,"清开灵"泻火解毒,常规剂量温开水送服。14 天后三诊,瘙痒解除,丘疹消退,渗液停止。仍用原方和中成药续服 7 天,巩固疗效。

该患者当初虽然脚癣治愈了,但他自身的生态平衡被破坏了,"湿性趋下"的出路没有了,故而"湿"又另寻他路,以致瘙痒发展到腹部、头面部、躯干乃至外阴。徐老说,本地民间流传一种说法:"脚癣不能治,治了会生病。"年轻时,他认为此说不科学,脚癣既然是病,生病就应该治。后来在多年的临床观察中,才发现此说不谬,确有脚癣治好后会生病的实例。现代医学也认为寄生于人体而与人体共生存的有益细菌、真菌不计其数。比如大肠内一旦菌群失调就会发生腹泻或便秘等症,药物治疗无效而用健康人群新鲜粪便灌肠"种植"这些有益菌种,从而恢复体内生态平衡,治愈某些肠道病。

吾师徐老在几十年的临床观察中,积累了丰富的临床经验。二十几年前,一位中年妇女外阴瘙痒,经妇产科多次治疗均疗效甚微,几经辗转来到徐老处求医,在他细心询问病史过程中得知,这位患者曾有严重的脚癣病,用西药外用药治愈后,转至外阴瘙痒,久治不愈,徐老采用中药化湿利湿的方药,并嘱其盛夏季节脚穿胶靴,造成双脚阴暗潮湿的环境,促进真菌在脚部生长,经过2个月的治疗,脚部瘙痒逐渐还原,外阴瘙痒随之解除。十几年前,某老年教师面部痤疮,瘙痒难受,同样经多次治疗效果均不理想,也曾患有脚癣被治好而导致面部痤疮的病史;还有一位老人家也同样因为患有脚癣多次发作,多次治疗,结果造成头面部瘙痒和四肢关节酸痛或颈部肌肉疼痛,都是上述方药治疗的同时,设法让脚癣瘙痒还原,从而促成次生病康复。

从中医体质辨证学的角度来看,易患脚癣者大多属于脾虚湿重、痰湿或阳虚体质,而阴虚火旺之人则少有。那么,究竟脚癣病该不该治疗?徐老认为如果患脚癣症状仅有瘙痒和渗液,并没有其他症状,自我感觉良好,那还是不治为好,给湿邪一条出路,以维持人体自身的生态平衡,大不了每天享受一次用热水烫烫局部止痒的快乐;但如果脚癣同时伴局部感染化脓,则必须要针对化脓致病菌而不是针对真菌的抗感染治疗,以免破坏人体自身的生态平衡。

(高桂香整理)

乳糜尿验案的启迪

关于乳糜尿的理论知识，我在课堂上学习过，但在临床实习和后来的临床实践中一直未见到。我有幸在徐承祖传承工作室跟师期间遇到一例。

2017 年 8 月 13 日，一位自称 40 年前患乳糜尿被徐老治好的年逾七旬的长者乔某某，领其亲戚来到传承工作室求诊。

患者李某，男，63 岁，主症小便混浊如米泔，间或尿出絮状物，且尿流不畅，历时 1 月余。胃纳如常，大便自调。形体消瘦，舌光红少苔，脉细弦，BP：130/80 mmHg。患乳糜尿 20 余年，辗转宝应、扬州、南京等地诊治，曾服利水通淋、补肾固涩的中药治疗效果不佳。徐老综合脉症，处方如下：冬葵子 10 克、赤芍 10 克、石韦 10 克、炒王不留行 10 克、皂角刺 10 克、甘草 3 克、蛇床子 10 克、益母草 15 克、滑石（包煎）30 克、茯苓 30 克、泽泻 30 克，共 7 剂，水煎服，并配合知柏地黄丸、血府逐瘀胶囊和大黄䗪虫丸常规剂量同服。

2017 年 8 月 30 日复诊：服药至第四天乳糜尿症状解除。续服前方 14 剂。

2017 年 9 月 16 日三诊：临床症状消失，复查尿常规正常，随访至今未复发。

就这一罕见病例，徐老为我们上了一课。他说在 20 世纪 50 年代直到 70 年代，在他的家乡高邮湖西，河网密布，蚊虫肆虐。以蚊虫为媒介而传染的血丝虫病引起的乳糜尿发病较多，中西医治疗颇为棘手。中医临床治疗按常规不外乎清热利湿、分清泄浊；健脾益气、升清固涩；温肾或滋肾、收敛固涩等法，但疗效甚微或反复发作。徐老说他偶然在一份杂志上看到有报道用穿山甲粉 10～12 克，日 3 次，黄酒冲服，服药 10 天可见效。遂用之临床，并配以辨证论治的中药复方标本兼治，不仅效果立竿见影，且很少复发。即或有个别复发者，再用药仍有效。惜未能加以系统总结。进入 20 世纪 80 年代以后，随着国家防治传染病、地方病的力度加大，本地血丝虫病的患病率逐步下降，乳糜尿成了少见病。与此同时，由于穿山甲被列入国家二级保护动物，药用穿山甲价格昂贵，令患者承受不起。考穿山甲性味咸微寒，善于走窜，性专行散。《本草纲目》谓其"通经脉，下乳汁，消痈肿，排脓血，通窍，杀虫"。张锡纯《医学衷中参西录》谓其"味淡，性平。气腥而窜，其走窜之性无微不至，……凡血凝、血聚为病皆能开之"。而血丝虫病乳糜尿多伴有排尿时阻塞不畅，或排尿中断，须待排出絮状物后方能继续排尿，属中医劳淋范畴，与中医癃闭病的浊淤阻塞型相类似，而与肾结核晚期表现为排尿时无阻塞不畅感有别。现代医学认为，血丝虫乳糜尿系淋巴管堵塞导致。因此，从中医辨证角度考虑，乳糜尿的病机当有血流瘀阻因素。单用穿山甲一味，化瘀通窍，药专力宏，宜乎能有良效。明代王肯堂《证治准绳》自拟"代抵当丸"治疗浊淤阻塞之癃闭，即由穿山甲、当归、桃仁、肉桂、生地黄、大黄、芒硝组成。为了寻找穿山甲的替代品，吾师徐老尝试用包括虻虫、水蛭、䗪虫、全蝎、蜈蚣等虫类药在内的活血散结、逐瘀通络药治疗乳糜尿，取得理想效果。徐老回忆说，上述介绍其亲戚来就诊的乔某，就是他运用这一组方药治愈的第一例乳糜尿患者。那是在 1979 年，当时乔家就住在县人民医院附近，吾师徐老在县人民医院中医科上班，所以徐老至今记忆犹新。因为当时没有现成的血府逐瘀胶囊和大黄䗪虫丸等丸药制剂，故将上述虫类药制成散剂，为改善口感，用大米粥汤送服。四十年来，乔某乳糜尿一直未再发。徐老临床偶尔还能接诊到从外地慕名而来的乳糜尿患者，治愈后尚未发现有复发者。

（陈玉婷整理）

辨证结合辨病使用中成药也是中医特色

跟师学习期间,发现吾师徐承祖老中医十分注重运用中成药。有时单用一种,有时二三种中成药合用,有时既用中药汤剂,又加中成药,汤丸并进。

徐老以为:中成药是区别于汤剂而言的其他中药剂型,包括丸、散、膏、丹、酒、胶、露等,是中医药学特色之所在。最早中医经典《黄帝内经》中,虽只载 13 首方剂,但在剂型上已有汤、丸、散、膏、丹、酒之分。医圣张仲景的《伤寒杂病论》中,共载方 314 首,其中也包括了除汤剂以外的丸、散、膏、丹、酒等剂型,被后世尊为"经方"。他所创制的理中丸、麻子仁丸、乌梅丸、四逆散、五苓散等著名中成药,历千年而不衰,至今仍在沿用。

历代许多中医大家都是运用丸、散、膏、丹的高手,他们还把自己在临床实践中总结出来的确有疗效的方剂制成中成药,如我们今天耳熟能详的六味地黄丸、六神丸、藿香正气散、参苓白术丸、补中益气丸等等,不一而足。近代上海名中医丁甘仁、恽铁樵、祝味菊等,都善于在运用中药汤剂的同时,加"某某丸几钱包煎",尤其是诊治疑难杂症的处方,几乎成为常态。现代借助于高新科技,中成药剂型改革的发展如雨后春笋,浓缩丸、片剂、胶囊、口服液、冲剂等新剂型应运而生,都是传统丸、散、膏、丹的与时俱进。新剂型浓缩了有效成分,更加方便患者,改善口感,提高了依从性。"汤者荡也;丸者缓也。"其实,中成药不仅适用于慢病,也适用于急症,如古方安宫牛黄丸、现代方速效救心丸等,都为临床所习用。徐老说,曾经有一种偏见,认为只有开了中药饮片的汤剂处方才算是正统中医,而中成药处方好像就不能登大雅之堂,这是对中医特色认识的误区。

在一次关于"乳糜尿治验"的讲课时,我问徐老,本例李姓乳糜尿案,您同时用了知柏地黄丸、血府逐瘀胶囊、大黄䗪虫丸三种中成药,有何考量?答曰:

疑难杂症病程长,病机复杂,需要整合多种治法的方药于一方来治疗,这个任务就交由汤剂和丸剂分担合作来完成;再就是考虑有的中药尤其是某些虫类药用汤剂恐不能煎出其全部有效成分,还有的贵重药材要考虑节省成本及资源。听了师父的教导和答疑,我豁然开朗。

　　徐老堪称善用中成药者,他把乌鸡白凤丸用来治疗男科病、白细胞减少症、慢性肝炎肝硬化;通心络胶囊、固精丸用于妇科病;还有血府逐瘀胶囊、大黄䗪虫丸等用于内、外、妇、儿各科。徐老说:关键在于首先要熟悉每种中成药的配方法度,根据证同治亦同、异病同治和证异治亦异、同病异治的原理,辨证结合辨病使用中成药,而不是仅仅根据中成药的名字来"对号入座"。

（张小芹整理）

针刺治疗房颤现身说法

徐承祖

"房颤"即"心房颤动",以心悸、头晕、乏力、胸闷、气短,甚则胸痛或昏倒为主要临床表现。病人发病时心房无规律快速跳动,心率可达 350～600 次/分。

我从事中医临床五十余载,要不是亲身经历一番"一效难求"的折腾,真还不晓得针刺治疗房颤效如桴鼓。一得之见,不若公之于众,或可拓宽医者思路,造福房颤患者。

病例 1:

患者,我老伴,女,现年 76 岁。既往有高血压病史 20 余年,6 大类降血压药中,唯"北京 0 号"能耐受。胆囊切除 10 余年。房颤病史 9 年。口服多种纠正房颤的药物无效或虽有效但副作用不能耐受。曾口服中药汤剂和中成药,亦无寸功。患者房颤发作频率逐渐增多,生活质量每况愈下。经过考察和咨询,抱着 70% 成功的希望,赴江苏省人民医院心内科,行射频消融术。手术过程顺利。住院 1 周出院,6 个月来房颤未再复发;但术后第 7 个月后房颤逐步增加至每周 1～3 次不等,伴头晕、心悸、胸闷、气短、乏力等症。术后第 9 个月,不但房颤频发,而且突发一次休克,心电图示:心房静止,交界性逸搏。住院行双腔埋藏式心脏起搏器植入术,术后心率能维持正常,但房颤仍有频发,头晕、心悸、乏力等症依旧。遂劝说老伴遵照省人医的出院医嘱,可以再次甚或多次行射频消融。老伴因术后消化道反应较大,且至今不能康复,对再次射频消融失去信心。面对现实,我束手无策。忽然想到老伴房颤的发作,大多有情绪纠结或精神压力的诱因;我不是针灸专家,但作为执业中医,针灸学也是我的应知应会,知道针灸治疗心身疾患颇有优势。遂动员老伴接受针灸治疗。老伴说,"从来没听说过针灸能治疗房颤",不赞成拿她"做试验"。我说,我们现在是一筹莫展,只能另辟蹊径。经再三动员,老伴同意针刺。于是我按图索骥,翻阅《针灸学》。取内关、郄门、神门三穴,毫针刺用平补平泻法,留针30分钟。起针后不到2分钟,听诊心率、心律正常,房颤消失,患者自我感觉良好。此后曾发过两次房颤,症状不重。也是用同样针刺方法得以纠正,只不过第二次是在起针后数小时方见效。观察至目前已有6个多月房颤未发。

病例 2:

患者,我本人,男,现年77岁。我没有所谓"三高"的病史,但体重超标,体质指数达27 kg/m²。有睡眠呼吸暂停综合征病史20余年。阵发性房颤病史11年,比老伴早2年。房颤发作时口服胺碘酮的有效最低量,能临时控制,但不能解除复发,且头晕做梦的副作用难以耐受。就在老伴射频消融术后6个月房颤未再发作时,我也去省人民医院做了射频消融,手术顺利。仅在术后当晚有轻微的上消化道副反应,第二天即胃纳如常。观察1年,房颤未再复发。与老伴相比,我算是幸运者,射频消融术期望70%的成功率让我摊上了。不料,一年之后,我又发作房颤两次。这时我已有了针刺治疗房颤的初步经验,遂义无反顾在自己身上郄门、神门和内关三个穴位扎针,起针后果然奏立竿见影之效。观察至今已9个多月房颤未发。

感悟:

1. 房颤之为病,其本身并不致命。但因老年人罹患房颤居多,而老年人又多伴有基础病,如果房颤频发,不仅严重影响患者生活质量,且容易引发老年人致命的基础病。最不可忽视的是,房颤还是加重心绞痛和诱发中风的危险因素,而中风乃当今国人致残和致死的头号杀手。因此,阻止房颤,不可等闲。

遗憾的是,现有中西药物治疗房颤效果并不理想。即便是时行的射频消融术,最大努力能达到70%成功率,算是够可以的了。但还存在成本较高,风险较大,副反应难免的缺陷,不尽如人意。

2. 本文报道的针刺内关、郄门和神门治疗房颤,我命名为"一关二门疗法"，其实也不是我的新发明。古代针灸典籍早有明训：内关乃手厥阴心包经络穴，八脉交会穴之一，通阴维脉，善治躁烦心悸；郄门为心包经的郄穴，神门为心包经的原穴，两穴具有安神定悸的作用，心痛、心悸突然发作最为适宜。近代有研究认为针刺对正常人的心脏没有明显影响，对有病的心脏有良性调整作用。还有研究报道，用心电图检查为客观指标，针刺治疗心律失常 46 例，总有效率 87%，疗效以激动起源失常者为佳。

3. 我们老两口房颤今后会不会再发，如果复发，再用针刺还灵不灵，该疗法的远期疗效如何？这些问题都还需要继续观察，积累病例，扩大样本，作进一步探讨。为此，我呼吁：中、西医心内科和针灸科的广大同仁，将针刺"一关二门疗法"作为首选，列入阵发性房颤的临床路径来研究。

后　记

经江苏省中医药管理局批准、国家中医药管理局备案，2017 年 8 月 2 日，全国基层名老中医药专家徐承祖传承工作室建设项目在我院启动，时任县卫健委主任陈化与时任县中医院院长闵克华出席了 9 月 12 日传承工作室启动仪式暨拜师仪式并讲话。我有幸被批准为传承工作室的负责人和继承人，带领工作室全体成员，在主管领导及全院职工的见证下宣读拜师帖，行拜师礼。

徐老出身于中医世家，其学术渊源可以追溯到金湖历史上著名的"欣氏医派"。《金湖县志》记载：清末金湖境内名噪数县的一代名医欣澹庵，闵桥镇欣家沟头人，他的外孙徐俊升，字曙东，是他众多徒弟中享有盛誉的佼佼者。徐曙东的独子徐则先曾为本院副主任中医师，1994 年评为"江苏省名中医"。我的师父徐承祖为徐则先长子，从事中医临床五十余载，1983 年参与筹建金湖县中医院，并连任本院业务副院长长达 17 年之久，2000 年被评为首届"淮安市十大名中医"之一。徐老常说：学术可以家传，但名医不能靠世袭。他治学从不满足于"知其然"，而是务必"知其所以然"。他尊崇经典，博采众长，中西精粹，兼收并蓄，勤勉敬业，德技双馨，老骥伏枥，奉献杏林。

传承是中医的根，传承是中医的魂。传承国粹，发展中医，是历史赋予我们现代中医人神圣的责任。工作室成立之际，徐老题写："板凳要坐十年冷，文章不写半句空"，装裱悬挂于诊室。他说："我有生之年，甘为人梯，乐育英才；我始终相信天道酬勤，功夫不负有心人。希望我的徒弟们无论水平高低，都要踏踏实实做人，认认真真做事，切勿弄虚作假，莫让中医药学这门科学蒙羞。"

两年多来，徐老不顾年事已高，一直保持着每周五天半的上班时间。我们工作室全体成员按排班表跟师抄方、读经典、写笔记，学习徐老医案、论文等。在徐老的精心指导下，我辈各自努力，获益良多。师父不辞辛劳，多次带领我们下乡义诊，与乡镇卫生院、村卫生室建立指导联系，提高他们的中医知识水平，发挥中医药在农村健康养生中的重要作用。

结合基层医院特点及病人需求，我们师徒经过反复讨论，确立"胃癌"病为本科的优势病种，并根据徐老多年的临床经验，制定了中医诊疗方案实施于临床，同时做好病人就诊及回访登记等工作。跟师期间，随时记录徐老医话、方解及诊治经验，并进行疗效分析、整理，集中问题在工作室例会上展开讨论，各抒己见，由徐老指导总结，对《胃癌病中医诊疗方案》不断加以完善。

传承工作室三年建设周期即将期满，但中医传承任重道远，我们这一代中医人承先启后，责无旁贷，我们会在各自的科室岗位上，不忘初心，牢记担当，继续为发展中医事业竭尽全力。

为了全面传承吾师徐承祖的学术思想和临床经验，我们不揣谫陋，精选徐老历年公开发表的学术论文和我们跟师期间的典型医案，汇编成《徐承祖医论医案医话选》。遵照徐老指示：取材不在"多"，而在"精"，注重一个"选"字。力求言之有物，观点鲜明，言简意赅。对于人云亦云或者抄书之嫌的冗文，则不吝割爱之，诚恐徒增篇幅，浪费读者时间。由于我们学术水平所限，本书挂一漏万、鲁鱼亥豕，恐在所难免，恳请读者斧正。

张小芹

2019 年 11 月